イラストと写真でわかる
実践装具療法
―装具の選択と疾患別使用例―

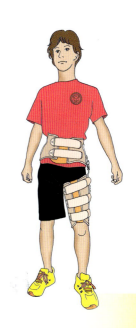

編集
久保俊一 京都府立医科大学大学院教授
田島文博 和歌山県立医科大学教授

イラスト作画・写真編集
徳永大作 京都府立心身障害者福祉センター
附属リハビリテーション病院長

編集協力者
佐浦隆一 大阪医科大学教授
隅谷　政 和歌山県立医科大学附属病院紀北分院准教授
三上靖夫 京都府立医科大学大学院教授

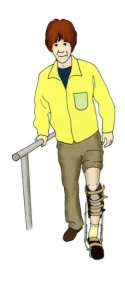

金芳堂

執筆者

中村　　健	和歌山県立医科大学リハビリテーション医学
西村行秀	和歌山県立医科大学リハビリテーション医学
荒川英樹	和歌山県立医科大学リハビリテーション医学
石田和也	和歌山県立医科大学リハビリテーション医学
幸田　　剣	和歌山県立医科大学リハビリテーション医学
尾川貴洋	和歌山県立医科大学リハビリテーション医学
河﨑　敬	和歌山県立医科大学みらい医療推進センター
佐浦隆一	大阪医科大学リハビリテーション科
三上靖夫	京都府立医科大学大学院リハビリテーション医学
伊藤倫之	京都府立医科大学大学院リハビリテーション医学
徳永大作	京都府立心身障害者福祉センター附属リハビリテーション病院
佐々木裕介	岐阜市民病院リハビリテーション科
坂野元彦	那智勝浦町立温泉病院リハビリテーション科
吉岡和泉	那智勝浦町立温泉病院リハビリテーション科
西山一成	那智勝浦町立温泉病院リハビリテーション科
松本朋子	和歌山ろうさい病院リハビリテーション科
峠　　康	和歌山ろうさい病院リハビリテーション科
神埜奈美	角谷リハビリテーション病院
垣田真里	角谷リハビリテーション病院
梅本安則	関西電力病院リハビリテーション科
西田秀樹	ちゅうざん病院
藤井良憲	吉栄会病院
後藤正樹	ペガサスリハビリテーション病院
上西啓裕	和歌山県立医科大学附属病院リハビリテーション部
小池有美	和歌山県立医科大学附属病院リハビリテーション部
木下利喜生	和歌山県立医科大学附属病院リハビリテーション部
川西　誠	和歌山県立医科大学附属病院リハビリテーション部
橋﨑孝賢	和歌山県立医科大学附属病院リハビリテーション部
児嶋大介	和歌山県立医科大学附属病院リハビリテーション部
寺村健三	和歌山県立医科大学附属病院リハビリテーション部
坂本恵子	和歌山県立医科大学附属病院リハビリテーション部
山本義男	和歌山県立医科大学附属病院紀北分院リハビリテーション部
中川雅文	和歌山県立医科大学附属病院紀北分院リハビリテーション部
三宅隆広	和歌山県立医科大学サテライト診療所本町リハビリテーション科
芝　寿実子	甲南女子大学看護リハビリテーション学部
大古拓史	星城大学リハビリテーション学部
安岡良則	阪奈中央病院リハビリテーション専門学校
森木貴司	公益社団法人日本理学療法士協会
櫻井雄太	那智勝浦町立温泉病院リハビリテーション科
谷名英章	関西電力病院リハビリテーション科
星合敬介	北出病院リハビリテーション科
坪井宏幸	北出病院リハビリテーション科
東條秀則	秋津鴻池病院リハビリテーション科
尾中準志	医療保健福祉研究所訪問看護・リハビリテーションセンター YOU

はじめに

　現在発見されている世界最古の義肢のひとつは，古代エジプトのミイラに装着された人工の母趾だとされています．爪が本物らしく彫刻されるなど装飾用としても見事ですが，歩行において十分な機能を発揮していたと考えられる（Finch J. The ancient origins of prosthetic medicine. Lancet. 2011 12; 377(9765):548-549.）というのですから驚きです．今日では医学や工学の飛躍的な発展に伴って義肢や装具などの補装具も大きな進歩を遂げ多種多様なものが開発されています．高齢化社会の到来ともに，その重要性が増しています．最新の補装具の基本を知り，どのような障害に対して用いるのが適切であるのかを理解しておくことは臨床的にきわめて大切です．これにより初めて正しい処方に活かすことが可能となります．

　医学と工学はともに実用を旨とする学問です．古代エジプトの義肢職人は，母趾の機能という医学的事項と材料や構造という工学的事項の両者を研究し工夫することで実用的な義肢を実現させました．その後およそ3000年，多くの先人が知恵を蓄積してきましたが，臨床家が，基本となる補装具の種類や構造という工学的側面と，解剖や運動学という医学的側面の両面に精通している必要がある点は，現在でも共通しています．しかしながら，これらの点を考慮した解説書は見当たりません．そこで，本書はイラストによるわかりやすい補装具の紹介に加えて，基本となる補装具の原理と解剖や運動学の解説，さらに症例別に具体的な処方例を示しました．

　本書を一読し，医療の現場で随時参考にしていただくことで医療チームの結束を図れます．医師は義肢装具士，理学療法士，作業療法士などと円滑に意見交換を行い，適切に補装具を処方することが可能となります．また，医療チームのメンバーが具体的な完成イメージを共有することができ，相互に情報を交換するのに役立てていただけます．さらに看護師の方々には，豊富なイラストを看護の現場で役立てていたくことができます．

　障害を有する方々に最新の補装具の恩恵を享受いただくために，本書が大いに役立つものと確信しております．

2015年10月

久保俊一
田島文博

イラストと写真でわかる実践装具療法 (1版1刷)

下記の掲載図に出典が記載されていませんでしたのでここに明記させていただきます。

転載該当ページ	転載図	出典
74頁	下肢装具のチェックアウト基準（左図）	日本義肢装具学会監修，飛松好子，高嶋孝倫編．装具学 第4版．医歯薬出版，東京，2013．より許諾を得て改変，転載
94頁	靴の構造と名称	高嶋孝倫：靴型装具・足底装具の構造と適応. Journal of Clinical Rehabilitation 20(12), 1109～1114, 2011. より許諾を得て掲載
95頁	舟状骨パッド 中足骨パッド	〃
95頁	内反足に適応する外側フレアヒールの例（右下図）	〃
96頁	③ウェッジ・ヒール（右図　シャンクの骨性確保）	〃
96頁	④トーマス・ヒール（右図）	〃
96頁	⑥カットオフ・ヒール（右図）	〃
98頁	ロッカーバーの種類と形状 ロングシャンクとロッカーバーを用いた 　　　立脚相後半の足部運動の減少と圧分散	〃
99頁	素材の選定	〃
122頁	短下肢装具（ＰＴＢ免荷）あぶみ型（右図）	日本義肢装具学会監修，飛松好子，高嶋孝倫編．装具学 第4版．医歯薬出版，東京，2013．より許諾を得て改変，転載
123頁	短下肢装具（ＰＴＢ免荷）足継手付き（右図）	〃

目 次

はじめに　＜久保俊一・田島文博＞ ……………… i

1章　総 論 ……………………………… 1
- **A.** 装具とは　＜久保俊一・田島文博＞ ……… 2
- **B.** 義肢とは　＜隅谷　政＞ ………………… 3
- **C.** 装具の目的　＜久保俊一・田島文博＞ …… 4
- **D.** 装具の処方　＜隅谷　政＞ ……………… 5
- **E.** 装具の分類　＜隅谷　政＞ ……………… 7
- **F.** 装具の材料　＜久保俊一・田島文博＞ …… 8
- **G.** 装具の給付　＜久保俊一・田島文博＞ … 11

2章　上肢装具 …………………………… 13
- 肩の解剖と機能　＜西村行秀＞ ………… 14
- 肘の解剖と機能 …………………………… 16
- 手関節，手指関節 ………………………… 18
- 材料 ………………………………………… 21
- **A.** 肩装具　＜児嶋大介＞ …………………… 22
  1. 肩外転装具 …………………………… 22
  2. 肩関節脱臼用装具 …………………… 24
  3. 肩鎖関節脱臼用装具（肩鎖バンド） ……………………………………… 25
  4. 肩甲骨保持装具 ……………………… 26
  5. 腕吊り arm sling ……………………… 27
  6. 上肢懸垂用肩関節装具 ……………… 28
  7. Functional brace …………………… 28
  8. 鎖骨固定帯（クルビクルバンド） ……………………………………… 29
- **B.** 肘装具　＜坪井宏幸＞ …………………… 30
  1. 両側支柱付き肘装具 ………………… 30
  2. 肘固定用装具 ………………………… 31
  3. ダイナミック肘装具 ………………… 31
  4. 肘関節用サポーター ………………… 32
  5. テニス肘バンド ……………………… 32
- **C.** 手装具　＜寺村健三・芝　寿実子＞ …… 33
  1. 手関節背屈装具 ……………………… 33
  2. トーマス型懸垂装具 ………………… 33
  3. オッペンハイマー型装具 …………… 34
  4. 対立装具 ……………………………… 34
  5. 把持装具 ……………………………… 35
  6. ナックルベンダー …………………… 36
  7. 虫様筋カフ …………………………… 36
  8. 逆ナックルベンダー ………………… 37
  9. 指用小型ナックルベンダー ………… 37
  10. 指用逆ナックルベンダー …………… 38
  11. ワイヤースプリント ………………… 38
  12. ジョイントジャック ………………… 39
  13. リングスプリント …………………… 39
  14. バディースプリント ………………… 40
  15. 槌指用スプリント …………………… 40
- **D.** 自助具　＜東條秀則・谷名英章＞ …… 41
  1. 食事 …………………………………… 41
     1）スプーン ………………………… 41
     2）箸 ………………………………… 42
     3）皿 ………………………………… 42
  2. 更衣 …………………………………… 43
     1）リーチャー ……………………… 43
     2）ソックスエンド ………………… 44
     3）ボタンエンド …………………… 44
  3. その他 ………………………………… 45
     1）釘付きまな板 …………………… 45
     2）台付き爪切り …………………… 45

3章　体幹装具 …………………………… 47
- 体幹（脊椎）の解剖　＜荒川英樹＞ …… 48
- 体幹装具に必要な解剖学的ランドマーク 50
- 体幹装具の目的 …………………………… 50
- 体幹装具の種類 …………………………… 51
- 基本構造 …………………………………… 51
- **A.** 頸椎装具，頸胸椎装具　＜木下利喜生＞ 52
  1. ハローベスト ………………………… 52

2．金属支柱付装具 ………… 53
　　3．SOMI装具 ………………… 53
　　4．硬性モールド式装具 ……… 53
　　5．サービカルフレームカラー … 54
　　6．アドフィットカラー ………… 54
　　7．フィラデルフィアカラー …… 55
　　8．オルソカラー ……………… 55
　　9．ターンバックル型カラー …… 55
　　10．ワイヤー型カラー ………… 56
　　11．ポリネックカラーハード …… 56
　　12．ポリネックカラーソフト …… 56
　B．胸腰椎装具 ＜木下利喜生＞ … 57
　　1．硬性モールド式装具 ……… 57
　　2．スタンドラー型装具（硬性金属枠）
　　　　……………………………… 57
　　3．ジュエット型装具 ………… 58
　　4．テーラー型装具 …………… 58
　　5．ナイトテーラー型装具 …… 58
　　6．リュックサック型体幹装具 … 59
　C．腰仙椎装具 ＜川西　誠＞ …… 59
　　1．硬性モールド式装具 ……… 59
　　2．ナイト型 …………………… 60
　　3．ウィリアム型 ……………… 60
　　4．軟性装具（ダーメンコルセット） 60
　　5．腰用サポーター …………… 61
　D．仙椎装具 ＜川西　誠＞ ……… 61
　　1．仙腸ベルト ………………… 61
　E．側弯装具 ＜安岡良則＞ ……… 62
　　側弯症の定義 ………………… 62
　　側弯の計測 …………………… 62
　　装具治療の目的 ……………… 63
　　1．ミルウォーキー型装具 …… 63
　　2．ボストン型装具（アンダーアーム型）
　　　　……………………………… 64
　　3．大阪医大式OMC装具（アンダーアーム型） …………………… 64
　　4．ホールディングブレース …… 64

4章　下肢装具 ……………………… 65
　下肢の解剖と機 ＜幸田　剣＞ …… 66
　股関節 …………………………… 68
　膝関節 …………………………… 68
　足関節 …………………………… 69
　足趾関節 ………………………… 69
　総論 ……………………………… 70
　下肢装具の種類 ………………… 73
　A．股装具 ＜森木貴司＞ ………… 75
　　1．腰仙椎装具付股装具 ……… 75
　　2．S字支柱付股装具 ………… 75
　　3．プラスチックモールド …… 75
　　4．ヒッププロテクター ……… 76
　　5．ヒップOAサポーター …… 76
　　6．リーメンビューゲル型 …… 76
　　7．ローレンツ型 ……………… 77
　　8．ランゲ型 …………………… 77
　　9．バチェラー型 ……………… 77
　　10．フォンローゼン型 ………… 77
　　11．H・A・S（Hip Abduction Splint）
　　　　……………………………… 78
　　股継手の種類 ………………… 78
　　1．フィラワー1軸 …………… 78
　　2．フィラワー2軸 …………… 78
　　3．遊動 ………………………… 78
　　4．リングロック ……………… 79
　　5．ダイヤルロック …………… 79
　B．膝装具 ＜中川雅文＞ ………… 80
　　1．金属支柱タイプ …………… 80
　　2．金属支柱ターンバックル付 … 80
　　3．プラスチックジョイントタイプ 80
　　4．レーマン …………………… 81
　　5．スウェーデン式 …………… 81
　　6．Donjoy Brace …………… 81
　　7．硬性装具（ゲニュアレクサ） … 81
　　8．CBブレース ……………… 82
　　9．軟性装具 …………………… 82
　　10．軟性装具（ACL損傷用） …… 82

11．軟性装具(PCL 損傷用) ……… 82
12．軟性装具(膝蓋靱帯炎など用) 83
13．軟性装具(MCL 損傷用) ……… 83
14．軟性装具(LCL 損傷用) ……… 83
15．軟性装具フリー支柱 ……… 83
16．軟性装具ダイヤルロック支柱 84
17．軟性装具アウトリガー付ダイヤルロック支柱 ………………… 84
18．軟性装具コロピタ支柱 ……… 84
19．ニースプリント ……………… 85
20．デュークシンプソン ………… 85
21．パランボ ……………………… 85
22．パテラバンド ………………… 85
23．膝蓋靱帯保護用装具 ………… 86
24．オスグッドシュラッターバンド 86

C．足装具と靴型装具 ＜坂本恵子・尾中準志＞
……………………………………… 87
足の構造と変型 ………………… 87
足装具 …………………………… 90
1．アーチサポート ……………… 90
2．ランゲ型，トムライゼン型 … 91
3．補高 …………………………… 91
4．メタタルザルサポート ……… 91
5．ラテラルウエッジ(外側くさび)／メディアルウエッジ(内側くさび) 92
6．外反母趾用 …………………… 92
7．ハンマートウ用 ……………… 93
靴型装具 ………………………… 94
1．[内反足装具] デニスブラウン型
……………………………………… 99
2．長靴 …………………………… 100
3．半長靴 ………………………… 100
4．チャッカ靴 …………………… 100
5．短靴 …………………………… 100
6．足袋型 ………………………… 101
7．補高 …………………………… 101
8．ロッカーソール靴 …………… 102
9．靴底 …………………………… 102

D．長下肢装具 ＜大古拓史＞ ………… 103
1．両側支柱付長下肢装具 ……… 103
2．片側支柱付長下肢装具 ……… 104
3．股継手付長下肢装具 ………… 104
4．硬性長下肢装具 ……………… 105
5．X 脚，O 脚矯正用…………… 105
6．機能的長下肢装具(UCLA 式) 105
膝継手 …………………………… 106
1．ロック式 ……………………… 106
2．オフセット式 ………………… 107

E．短下肢装具 ＜山本義男＞ ………… 108
1．金属支柱付短下肢装具 ……… 108
2．RAPS (Remodeled Ajdustable Posterior Strut) ……………… 113
3．Gait Solution (GS) ………… 114
プラスチック型短下肢装具 …… 115
1．シューホーン ………………… 115
2．シャーレ ……………………… 115
3．入浴用 ………………………… 115
4．テキサスシューホーン ……… 116
5．ヘミスパイラル ……………… 116
6．湯之児式短下肢装具 ………… 116
7．HFG (Hiflex Foot Gear) ファイナー
……………………………………… 117
8．AFO・LH・LH プラス ……… 117
9．Saga plastic AFO…………… 118
10．ジョイント付プラスチック短肢装具 …………………………… 118

F．免荷装具 ＜櫻井雄太＞ …………… 120
坐骨支持免荷装具 ……………… 121
1．坐骨支持長下肢装具(免荷)腰椎装具付 ………………………… 121
2．坐骨支持長下肢装具(免荷)足部おおい型 ……………………… 122
Pattellar Tendon Bearing (PTB)免荷装具 ……………………………… 122
1．短下肢装具(PTB免荷)あぶみ型
……………………………………… 122

2．短下肢装具(PTB免荷)足継手付き
　　　　　　　　　　　　　　　　　　 123
　　　3．PTB(免荷)New York University
　　　　　　Medical Center 　　　　　 123
　　くるぶし支持免荷装置 　　　　　　 124
　　ペルテス病用免荷装置 　　　　　　 124
　　　1．Snyder sling 　　　　　　　　124
　　　2．Pogo-stick brace 　　　　　　125
　　　3．三辺形ソケット型 　　　　　　125

5章　歩行補助具と車いす 　　　　　　127

　A．杖 ＜小池有美＞ 　　　　　　　　128
　　　1．T字杖 　　　　　　　　　　　128
　　　2．多点杖 　　　　　　　　　　　129
　　　3．サイドケイン 　　　　　　　　129
　　　4．松葉杖 　　　　　　　　　　　129
　　　5．ロフストランド・クラッチ 　　130
　　　6．プラットホーム杖(前腕支持杖)
　　　　　　　　　　　　　　　　　　 130
　B．歩行器 ＜橋﨑孝賢＞ 　　　　　　131
　　　1．六輪型 　　　　　　　　　　　131
　　　2．四輪型 　　　　　　　　　　　132
　　　3．シルバーカー 　　　　　　　　132
　　　4．三輪型 　　　　　　　　　　　133
　　　5．二輪型 　　　　　　　　　　　133
　　　6．固定型 　　　　　　　　　　　133
　　　7．交互型 　　　　　　　　　　　134
　C．車いす ＜佐々木裕介＞ 　　　　　135
　　車いすの基本構造 　　　　　　　　136
　　車いすの種類や選択 　　　　　　　137
　　手動車いす 　　　　　　　　　　　138
　　　1．普通型車いす 　　　　　　　　138
　　　　1）レディメイド車いす 　　　　138
　　　　2）モデュラー車いす 　　　　　138
　　　　3）低床型車いす 　　　　　　　139
　　　　4）軽量車いす 　　　　　　　　139
　　　　5）超軽量車いす 　　　　　　　139
　　　2．リクライニング式普通型車いす
　　　　　　　　　　　　　　　　　　 140
　　　3．ティルト式普通型車いす 　　　140
　　　4．リクライニング・ティルト式普通
　　　　　型車いす 　　　　　　　　　140
　　　5．手動リフト式普通型車いす 　　141
　　　6．前方大車輪型車いす 　　　　　141
　　　7．片手駆動式車いす 　　　　　　141
　　　8．レバー駆動式車いす 　　　　　141
　　　9．足こぎ車いす 　　　　　　　　142
　　介助型車いす 　　　　　　　　　　142
　　　1．手押し型介助用車いす 　　　　142
　　　2．リクライニング式手押し型車いす，
　　　　　ティルト式リクライニング手押し
　　　　　型車いす 　　　　　　　　　143
　　　3．バギー 　　　　　　　　　　　144
　　電動車いす 　　　　　　　　　　　144
　　　1．普通型 　　　　　　　　　　　145
　　　2．簡易型 　　　　　　　　　　　145
　　　3．リクライニング式普通型，電動リ
　　　　　クライニング式普通型，電動テ
　　　　　ィルト式普通型 　　　　　　146
　　　4．電動リフト式普通型 　　　　　146
　　　5．スクーター型 　　　　　　　　147
　　　6．六輪型電動車いす 　　　　　　147
　　特殊な機構のついた車いす 　　　　148
　　　1．起立機構つき車いす 　　　　　148
　　　2．横移乗型車いす 　　　　　　　148
　　スポーツ用車いす 　　　　　　　　149
　　　1．バスケットボール用，テニス用
　　　　　　　　　　　　　　　　　　 149
　　　2．レース用車いす 　　　　　　　149
　　　3．チェアスキー用車いす 　　　　150
　　　4．手漕ぎ式三輪自動車 　　　　　150
　D．座位保持装置(姿勢保持装置)
　　　　＜星合敬介＞ 　　　　　　　　151
　　I．座位保持装置 　　　　　　　　　151
　　　1．支持部(体幹部・大腿部) 　　 151
　　　　1）平面形状型 　　　　　　　　151
　　　　2）モールド型 　　　　　　　　152

3）シート張り調整型 ……… 152
       2．構造フレーム ……………… 152
       3．付属品 ……………………… 152
     II．その他の姿勢保持装置 ………… 153
       1．プローンキーパー（バードチェア）
           ……………………………… 153
       2．立体保持装置 ……………… 153
   E．クッション ＜佐々木裕介＞ …… 154
       1．ウレタンフォーム ………… 154
       2．ゲルパック ………………… 154
       3．ウレタンフォームとゲルパックの
           複合 ………………………… 154
       4．空気式 ……………………… 154

6章　義　肢 …………………………… 155
   総論 ＜石田和也＞ …………………… 156
   構造 …………………………………… 156
   A．義　手 ＜隅谷 政・三宅隆広＞ …… 158
       装飾用義手 ……………………… 158
       作業用義手 ……………………… 59
       能動義手 ……………………… 160
   B．義　足 ＜隅谷 政・上西啓裕＞ …… 162
       大腿義足 ……………………… 162
       1．ソケット …………………… 163
       2．ターンテーブル …………… 165
       3．膝継手 ……………………… 165
       4．足部 ………………………… 166
       下腿義足 ……………………… 167
       1．構造 ………………………… 167
       2．ソケット …………………… 168
       3．ライナー …………………… 168
       4．足部 ………………………… 170
       義足のアライメント調整の実際 …171
       1．ベンチ・アライメント …… 171
       2．スタティック・アライメント 171
       3．ダイナミックアライメント 173

7章　疾患別装具 ……………………… 177
   A．脳血管障害 ……………………… 178
       1．重度片麻痺（急性期）－両側金属支
           柱付靴型長下肢装具－ ＜中村　健＞
           ……………………………… 178
       2．重度片麻痺（回復期）－両側金属支
           柱付靴型短下肢装具－
           ＜垣田真里・中村　健＞ … 179
       3．中等度片麻痺－プラスチック短下
           肢装具－＜垣田真里・中村　健＞ 181
       4．中等度片麻痺－ゲイトソリュー
           ション－＜吉岡和泉・中村　健＞ 182
       5．軽度片麻痺－オルトップ－
           ＜西山一成・徳永大作＞ … 183
   B．脊髄障害 ………………………… 184
       1．頸髄損傷（C5レベル）－自助具－
           ＜河﨑　敬・徳永大作＞ … 184
       2．頸髄損傷（C6レベル）－把持装具－
           ＜河﨑　敬・徳永大作＞ … 185
       3．頸髄損傷（C7レベル）－車いすＡ－
           ＜河﨑　敬・徳永大作＞ … 186
       4．胸腰髄損傷－車いすＢ－
           ＜坂野元彦・中村　健＞ … 188
       5．胸腰髄損傷－長下肢装具－
           ＜坂野元彦・徳永大作＞ … 189
       6．胸腰髄損傷－短下肢装具－
           ＜坂野元彦・徳永大作＞ … 190
   C．末梢神経障害 …………………… 192
       1．橈骨神経麻痺－ダイナミックスプ
           リント－ ＜峠　康・徳永大作＞ 192
       2．正中神経麻痺－対立装具－
           ＜峠　康・徳永大作＞ …… 193
       3．総腓骨神経麻痺－下垂足防止装具
           － ＜峠　康・徳永大作＞ 194
   D．骨関節疾患 ……………………… 195
       1．関節リウマチ（上肢）－手指手関節
           装具－ ＜佐浦隆一＞ ………… 195
       2．関節リウマチ（下肢）－靴型装具－

3. 変形性膝関節症－膝装具－
　　　　　　　＜中村　健＞ ……… 199
4. 変形性膝関節症－足底装具－
　　　　　＜尾川貴洋・徳永大作＞ ……… 200
5. 骨折(腰椎圧迫骨折)－コルセット－
　　　　　＜尾川貴洋・徳永大作＞ ……… 201
6. 骨折(上腕骨骨幹部骨折)－機能装具－　＜尾川貴洋・徳永大作＞ ……… 202
7. 骨折(脛骨骨幹部骨折)－PTB装具－　＜西田秀樹・中村　健＞ ……… 203

E. 神経筋疾患 ……………………………… 204
1. シャルコーマリートゥース病－両側短下肢装具－
　　　　　＜梅本安則・中村　健＞ ……… 204
2. ポリオ後遺症(下肢単麻痺)－長下肢装具－＜梅本安則・中村　健＞ 205
3. 脊髄小脳変性症－歩行器－
　　　　　＜梅本安則・中村　健＞ ……… 206
4. 筋萎縮性側索硬化症－スプリングバランサー－　＜後藤正樹・徳永大作＞
　　　　　…………………………………… 208

 ＜佐浦隆一＞ ……… 197

F. 脳性麻痺 ………………………………… 209
1. 痙直型(片麻痺)－短下肢装具－
　　　　　＜後藤正樹・徳永大作＞ ……… 209
2. アテトーゼ型－座位保持装置－
　　　　　＜後藤正樹・徳永大作＞ ……… 210

G. 内部障害 ………………………………… 211
1. 糖尿病(足部壊疽)－靴型装具－
　　　　　＜藤井良憲・徳永大作＞ ……… 211

H. スポーツ ………………………………… 212
1. 上腕骨外側上顆炎－肘装具－
　　　　　＜伊藤倫之・三上靖夫＞ ……… 212
2. 内側側副靱帯損傷－膝装具－
　　　　　＜伊藤倫之・三上靖夫＞ ……… 213
3. 前十字靱帯損傷－膝装具－
　　　　　＜伊藤倫之・三上靖夫＞ ……… 214
4. 足関節捻挫・靱帯損傷－足関節装具－　＜松本朋子・徳永大作＞ … 216

I. 悪性腫瘍 ………………………………… 217
1. 転移性骨腫瘍(脊椎転移)－コセット－　＜神埜奈美・徳永大作＞ … 217

索　引 …………………………………………………………………………… 219

総　論

1章

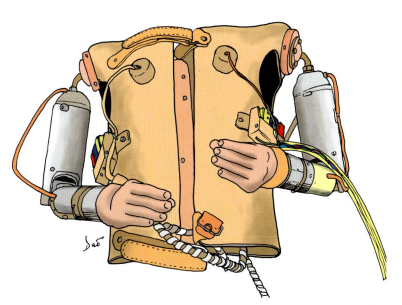

筋電義手開発の先駆けとなった上肢装具（1960年代）

A 装具とは

　Sidney Licht は Ortotics, Etcetera（1986）のなかで，装具とは身体に装着したとき機能を改善する装置のことであると定義している（"Our own definition of an orthosis is any device, which, when in contact with the body, improves function"）．JIS（1980）においては，四肢・体幹の機能障害の軽減を目的に使用する補助器具と定義されている．

　最も古い装具は，古代エジプトで骨折に用いられていた副木にまで遡ることになる．武智秀夫著「義肢装具とリハビリテーションの思想」（1995）によれば，18 世紀フランスのニコラスアンドリーは，初めて Orthopedie という言葉を用いて肢体不自由のある小児を正しく療育するという理念を表した．Orthopedie という言葉は，ギリシャ語の orthos（真直ぐ）と paidion（小児）の二つの言葉からつくられたものである．ヨーロッパにおいて Orthopedie が発展してくるに伴って装具の発展歴史が刻まれてきた．

　古くからドイツでは装具のことを Orthopädische Apparate und Maschinen（整形機器）とか Orthopädische Technik（整形技術）と総称した．英語では brace（締めつけるもの），splint（副木），appliance（器械），calipers（副尺副子），supports（サポーター）など様々な呼称が使われてきた．しかし，1973 年米国において，これら装具を総括して呼ぶ正式な国際用語として orthosis（複数 orthoses）が採択された．ドイツ語では Orthese（複数 Orthesen）と呼ばれている．

　Orthosis という言葉は，Orthopedie と同様に，ギリシャ語で「真直ぐ」を表す ortho と，「過程・活動」を意味する sis を組み合わせたものである．この語は歯科矯正学の分野でも用いられている．また，ortho にギリシャ語の「立たせること」を意味する sta・tikos を組み合わせ，「科学・芸術」を表すラテン語由来の「-ics」を語尾につけた orthotics という言葉は装具学と訳されている．

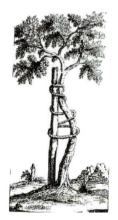

Frontispiece of Orthopaedia に掲載された有名な挿絵

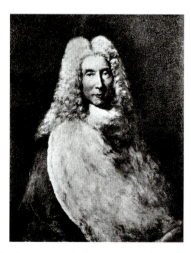

Nicolas Andry（1658〜1742）の肖像画

B 義肢とは

　義肢とは，手足を先天的に欠損している場合や後天的に切断した場合に，本来の手足の形態または機能を補うために装着する人工の手足 artificial limb のことである．

　義肢のことをドイツ語で Prothese（複数 Prothesen），英語で prosthesis（複数 prostheses）というが，この言葉は義肢のみでなく歯科補綴や人工心臓弁など人工器官のことを指す言葉としても広く用いられている．義肢の使用目的はかなり限定されているためか，装具のように様々な呼称が混在することはなく，正式な国際用語も英語の prosthesis で統一されている．語源はギリシャ語の prostithenai である．本来これは pros-（〜に向かって）と tithenai（置く，据える）が組み合わさった「追加する」という意味の語であったが，近代より医学領域において「傷ついた身体に追加する」という意味を持つ語として用いられるようになってきた．

　義肢は，装具と同様に人類史上極めて古くから存在しており，古代エジプトでサンダルの履ける木製義足が発掘されていることは有名である．義肢は，主に戦争によって人々が手足を失うことを契機に発達してきたという悲しい経緯がある．中世ヨーロッパでは Götz von Berlichingen のように義手や義足を使用して騎士や軍人を続けた人物がいたことは名高いし，近代では二度にわたる世界大戦で傷痍軍人が急増したことを受けて義肢の性能は著しい進歩を遂げた．現代においても世界各地で内戦などが繰り広げられており，義肢の需要は絶えることがない．

　人工の手足とはいえ切断者にとっては自分自身の手足として身体と一体化するものを望んでいる．装飾用として精巧にデザインされた義肢が形態を補うという役割を果たすことができているのに対し，機能面において切断者をいかに満足させられるかという観点からは，人工の手（義手）と人工の足（義足）の違いは非常に大きい．高度な技術を用いた各種の義肢パーツが次々と開発されつつある今日においてさえも，繊細な指先を駆使して優れた芸術を創造することや，手の温もりをもって心を伝えることのできるような義手は存在しない．それに対し，足は起立し歩行するという機能が大部分であるため，義足は人工物であるとは言っても足の基本的な機能の多くを代償してくれる重宝な存在である．

　処方にあたっては治療用，更生用の役割について留意すべきである．装具においては治療用と更生用の役割の違いは理解しやすい．しかし，治療用の義肢（練習用仮義足または仮義手）がどのような役割を担うべきか，明確な規定がないところに問題が残っている．練習用仮義肢は，四肢切断後の早期に装着することで義肢と身体との一体化を図りつつその活用方法を練習し，その過程を通じて義肢の適性や個々の患者に適した型式を評価して，更生用の義肢（本義足または本義手）へ移行していくことを目的としたものである．義手の機能が実際の手と比較してはるかに及ばないことや，片手でもほとんどの生活動作がこなせてしまうことが多いため，特に訓練用仮義手の場合に適切な装着訓練と適正評価が強く求められる．

C 装具の目的

　装具は，病気・ケガなどにより，身体の機能が低下したり，失われたりした際に使用するため，具体的な目的は様々だが，主として，全身（特に上肢，体幹，下肢）の働きや動きに障害のある者が装着することにより，回復の補助，障害部の保護，変形の防止，運動の補助などを目的として使用する．

　装具には，治療の目的で医師の指示に基づいて製作され，医療保険が適用される「治療用装具」と，治療後に障害が残った場合に日常生活で使用するための「更生用装具」がある．いずれも，医師の診断に基づき，処方される．処方された装具を製作し，装着出来るようにするため，患部，障害部位を採型または採寸して製作し，装着できるようにする専門家を義肢装具士と呼び，国家試験に合格した者に資格が与えられる．

　実際の装具処方においては，骨折に対する副木のように患部の安静と固定を目的として使われ出したという経緯があるため，現在でもこの目的の使用方法が最も多い．炎症や障害のある組織を保護し，病勢の進行を防いで治療を促進する効果や，疼痛を軽減する効果がある．神経疾患に対して装具が活用されるようになってきてからは，麻痺によって，低下した筋力を代襲または補助する，あるいは不安定になった関節を支持するというように，失われた機能の代償または補助の効果を発揮するようになってきた．工学の発展により，装具にセンサーや動力を付け加え，コンピュータで制御をするような動的な機能も加えられるようになってきた．

　各種の病態に応じて装具の硬度や継手機能を変化させることにより，関節変形の矯正，関節運動のコントロール，筋再教育，不随意運動の抑制などにも活用されるようになっている．その結果として，下肢の場合には歩行の安定性，体重の支持性，歩容などを改善し，歩行機能を向上させる．上肢の場合には対立装具や把持装具などにより物をつかみやすくなって，日常生活活動（ADL）が向上する．

　このように装具を用いて身体の運動機能を改善する治療法を装具療法と呼ぶ．現在の医療では，命を助けるための疾病の治療という目的のみでなく，運動機能回復に代表される機能障害改善が求められる．装具療法はそれに応える最良の治療法の一つである．装具装着により，四肢・体幹障害の残存機能を増大させるという役割も大きい．日常生活のために用いる福祉用具としての装具（補装具）もある．コルセットやサポーターなど，治療目的と日常生活目的の区別が不明確なものも多い．

　装具は治療の一環として生まれたが，その目的と役割は，工学の発展により，多岐に広がり，ますます発展していくと期待される．装具療法はその重要性を増し，目的も多様化していくであろう．

D 装具の処方

　装具の適応を決め最適な装具を選択し処方するのは医師の役目である．目的を明確に捉えることが最も大事であり，それに伴って自ずと基本構造が決まる．その上で，周辺の事項に対しても配慮を払うことが求められる．特に病状経過，生活様式，経済状況，受容状態，製作技術は忘れないようにしたい．病状経過では，既に装具を使用してきた麻痺患者は man-machine system ができあがっているため，新たな機能を有する装具を処方する場合には慎重に説明し同意を得ておくことが望ましい．生活様式では，下肢装具を屋内外兼用にする場合に靴を脱いでも使用しやすい構造や，女性では状態が許せば婦人靴を履けるようなデザインに対する配慮が求められる．経済状況では，装具の適応があっても種々の事情で経済的に困窮している患者の場合に次善の策として質素な代替品を考慮することも必要である．受容状態では，医学的見地から装具が不可欠であっても患者がどうしても装具をつけたくないという心境の場合があるので，無理強いせずに時間をかけて病状の理解を深め受容へと導く配慮が求められる．製作技術では，義肢装具士の技術や経験に個人差や地域差があるので，扱い慣れない装具を処方する場合には医師が製作上の細かな指導を行うことが望ましい．その他についても，医師は義肢装具士，セラピスト，看護師，臨床心理士などチームスタッフからの意見に十分耳を傾けてつぶさに情報を収集し，独断に陥らず，的確な判断をせねばならない．

　身体機能の改善のためとは言え，装具は身体に装用したまま活動するものであるから，あらゆる面で受け入れられるものでなければならない．一般的には，軽量で疲れにくく，耐久性のある単純な構造，目立たない外観，違和感なく快適な装着感，着脱手順が容易，妥当な価格といったことが求められるが，感覚障害や失調症では重量感がある方が運動しやすいことがあるし，装着者によってはカラフルな個性的外観が好まれることもあるので，個別に判断する必要がある．

　装具療法を始めるにあたっては，目的と見通しを患者に説明し十分理解してもらう必要がある．なぜこの時期に必要なのか，どの程度の期間装着すればどのような効果が期待できるのか，といった病態に基づく治療方針である．その上で医師は患者に，装具の装着時間（日中，夜間，昼夜ずっとなど），正しい装着方法，合併症（皮膚の発赤，疼痛，褥瘡など）をきちんと教え，使用状況を忠実に追跡し，治療効果を判定する．このため医師は，使用する装具の構造，効果，限界，欠点などを熟知しておく必要がある．特に麻痺患者では，最初に処方された装具との関わりが一生続くことになるため，その選択にあたっては十分な留意が必要である．

　1982 年日本リハビリテーション医学会と日本整形外科学会により統一処方箋が制定されている．この統一処方箋には，義肢装具士がどのような装具を製作すべきかを理解するために必要な事項として，基本構造，全体のデザイン，使用材料，継手の種類・形状・可動性（固定，

遊動・補助・制限付など），付属品（パッド，ストラップなど）を記載することとなっている．各病院や施設で独自の処方箋を用いる場合にも，この内容を盛り込んできちんと記載することにより，義肢装具士へ正確な情報を伝達するよう心掛けるべきである．

　義肢装具士は，一般には民間事業所に勤務しており，装具屋さんとか装具業者などと呼ばれているが，理学療法士や作業療法士と同等な国家資格を有する医療専門職である．義肢装具士は，基本的な医学的理解を基に，処方内容の詳細に意見を述べ，理学療法士や作業療法士と協調したり患者を動機づけたりして，装具療法のチームにおける中心的役割が求められる．

　医師の処方を受けて義肢装具士が患者の採型・採寸を行う．ただし特殊な場合，例えば，術直後の患部やギプス固定されている患部の採型，脊柱側弯症や内反足の矯正用装具，機能的骨折治療装具など，その時々の病態に応じて微妙な効果が求められるような装具の採型では，医師が十分な配慮を払い，場合によっては医師が直接採型を行う方が良いこともある．創部の消毒などの医学的処置は医師が責任をもって行う．

　装具処方の最終責任も医師にある．適合判定時には，身体形状に沿った形状であること，骨突出部に直接触れないこと，継手の位置が適正であること，目的とした効果が得られていることなどを確認しなければならない．静止時のみでなく，動作時にも前後左右から観察し，患者の装着感も聴取して，適合性を総合的に確認する．適合判定後も，身体機能の改善に伴って装具の機能は調整されるべきであり，例えば長下肢装具を短下肢装具にサイズダウンしたり，足継手の可動範囲を拡大または縮小するなどの対応が求められる．また，初期に比べ痙縮が増大し足部の内反が強まって外果が継手に接触するようなことも発生しうるので，適宜対処する必要がある．

　（社）日本整形外科学会・（社）日本リハビリテーション医学会は，義肢・装具の作製に関わる医師や義肢装具士の行動規範として，「義肢・装具の処方にかかわる医師のガイドライン」（1988年7月），「義肢装具士業務指針」（1988年9月）を定めている．

E 装具の分類

　使用目的によって，治療用（医療用）と更生用に分類される．治療用装具は，骨折のように治療中のみ使用し治療が終われば使わなくなるものもあれば，脳卒中のように治療といっても麻痺を治すというよりは残存機能の増大をはかる要素の大きいものもあり，後者の場合は障害が残れば更生用に移行することになる．更生用装具は，身体障害（impairment）に対してその機能障害（disability）を少なくするため，あるいは日常生活動作に役立たせるために使用する装具である．

　身体障害者福祉法による補装具分類（1973）では基本構造によって，金属支柱装具（機械的な支持を金属・筋金によって行う），プラスチック装具（機械的な強度をプラスチックで受け持つ），軟性装具（布地・織物などの軟性素材が主材料）などに大きく分類され，その上に付属品を付け加えて個々の装具を表現する方法を採用している．

　（社）日本リハビリテーション医学会が中心となってまとめた JIS 用語（1980）では機能によって，固定保持用装具，矯正用装具，免荷装具，歩行用装具，交互歩行用装具，立位保持用装具，スポーツ用装具，夜間装具，牽引装具，組立て式装具，機能的骨折治療用装具，モールド装具，モジュラー装具，機能的骨折装具，筋緊張緩和装具，動力装具，機能的電気刺激装置，ハイブリッド装具に分類されている．

　AAOS（American Academy of Orthopaedic Surgeons，米国整形外科学会）が刊行した Atlas of Orthotics（1975）では，装具による運動コントロールを F（遊動），A（補助），R（抵抗），S（固定），H（保持）の 5 つに機能分類しつつ，装着範囲を表現するためには，上肢を S（肩関節），E（肘関節），W（手関節），H（手）に，下肢を H（股関節），K（膝関節），A（足関節），F（足部）に，体幹を C（頚椎），T（胸椎），L（腰椎），S（仙腸）に区分し，それぞれの頭文字を連ねて語尾に Orthosis の頭文字 O をつけ分類・名称法が提唱され，この方式は世界的に普及している．KAFO（長下肢装具）や AFO（短下肢装具）の呼称名はわが国でも馴染み深い．

　国際標準化機構 ISO/TC168 においても，装具に関する一般用語が制定されている．

　わが国では身体障害者福祉法による分類や JIS 用語による分類が主に用いられているが，一部の装具では AAOS の機能分類も混在している．装具の分類と名称は世界的にみても混乱したままである．学術的には国際的に普遍性のある分類が望ましいが，実際の処方においてはわかりやすい表現が必要であり，意見書や装着証明書には補装具費の支給基準・取扱い要領に記された用語を用いることになっている．

F 装具の材料

　医師は，金属製かプラスチック製か，継ぎ手の種類，プラスチックの種類など基本構造に関わる内容の指示を行い，それに基づいて義肢装具士が使用部品の細かな材料を判断して製作を行うことが通例である．ただし，できあがった装具の適合判断にあたっては，選択された部品・材料の最終確認を医師が行い，適合上の問題を認めた場合には医師が適切な指示を行う必要がある．代表的な装具の一般的な使用材料とその特徴を示しておく．

　力の加わる部分では十分な強度があるか，ソケットなどの金属部分が皮膚にあたることはないか，皮などは生体に適合するものか，アレルギーを引き起こさないか，あらゆる可能性を考え，材料を選ぶ．

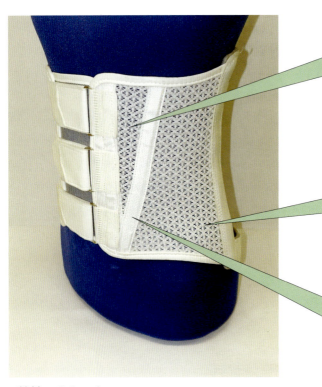

通気性のあるナイロンメッシュを用いることが多い．ナイロン繊維は引っ張り強度に優れ型崩れしにくい．

凹凸形状が強い部位にのみ伸縮性のあるオペロンを用いることがある．

補強用の板バネはステンレス鋼など，弾力性がある．

軟性コルセット

F 装具の材料　9

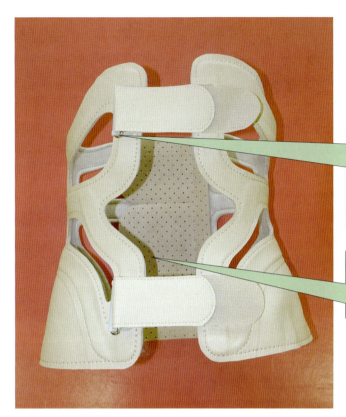

フレームにはアルミ合金が用いられる．フレームが直接皮膚にあたって傷をつけないよう，縫い込むような工夫が必要である．

内側で皮膚とよくすれるところには木綿ネル，圧がかかる部分にはフェルト（羊毛の不織布）が用いられる．

フレームコルセット

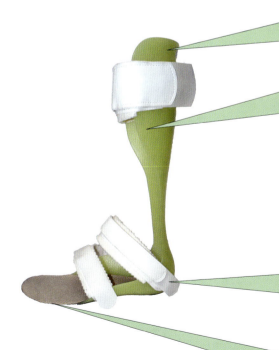

高さは腓骨骨頭の下2横指までとして，腓骨神経麻痺の発生を防ぐ．

熱可塑性プラスチックが用いられる．板状のものをオーブンで熱し陽性モデルに密着させ真空吸引によって成型する．
ポリプロピレンが主流．低温−5°では衝撃で割れやすいため寒冷地での使用には注意が必要．
ヒートガンを用いて成型加工後の部分的修正が可能である．

リングは片手でも通しやすいように，バネなどを仕込む工夫が必要．留め位置はミリ単位で検討．

少なくともMP関節までの長さは必要．クロウおよびハンマートウの場合，長さと角度は慎重に検討する．

プラスチック短下肢装具

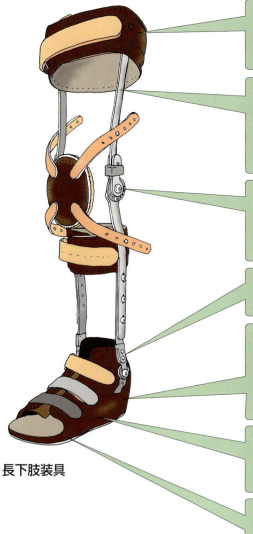

長下肢装具

- 半月の高さは装具の目的により変わる．ADLでも使うなら，トイレ坐位時も考える．訓練用ならPTが持てるように工夫する．補助ベルトをつけることもある．
- 支柱には一般にアルミ合金が用いられるが，体格が大きい場合などで高い強度が求められる時にはやや重くなるがステンレス鋼が用いられる．ハッカーと呼ぶ道具を用いて支柱の曲げ加工ができる．
- 継手にはアルミ合金やクロム・ニッケル系の合金鋼，ステンレス鋼などが用いられる．ニッケルの酸化被膜を発生して表面を覆うため腐食が少なく粘り強さに優れる．
- ほとんどの場合，ダブルクレンザック継手が調節しやすく使いよい．
- 整形靴には主に牛のなめし革が用いられる．皮をなめす目的は，皮の防腐，変質防止，強靭性，柔軟性の確保，風合いを持たせるためである．甲裏革，敷き革，ベルトの裏打ち革には豚革も用いられる．
- 膝伸展位のまま踵接地となるので滑らかな底屈を促すためにヒールはSACH．立脚中期の側方安定性を補うために足底は外側フレアとすることが多い．
- 図は足部覆い型だが，先々屋外での使用を考えるなら靴型装具とした方がよい．

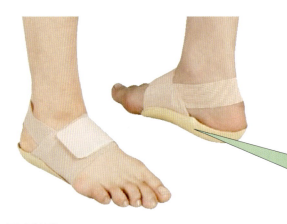

足底装具

- EVA樹脂(ethylene vinyl acetate)などのさまざまな材料を組み合わせたりシリコンなどが用いられる．シリコンは人体に優しく耐熱性に優れるが，引き裂きなどの機械的強度が弱く，接着しがたい．

G 装具の給付

　治療中であれば各種の医療保険や生活保護法などによって治療用装具の給付を受けることができる．治療用装具の処方は医師であれば誰でも可能である．費用は患者が直接製作所に全額支払い，領収証と医師の装着証明書を保険組合または国民健康保険窓口に申請すれば保険者負担分が払い戻される償還払い方式（療養費払い）である．労災保険や自動車損害賠償法も償還払い方式だが自己負担はなく，生活保護法では現物支給方式でやはり自己負担はない．

　治療終了後に障害が残った場合には，一般に障害者総合支援法によって給付を受けることができる．労働災害で障害が残った場合には，労災保険によって給付を受けることができる．このように治療終了後に残った障害に対して公費で支給される装具は更生用であり，法律用語で補装具と呼んでいる．これは障害者総合支援法の自立支援給付のなかで規定された福祉用具の一部として位置づけられている．福祉用具とは，心身の機能が低下し日常生活を営むのに支障のある老人または心身障害者の日常生活上の便宜を図るための用具，機能訓練のための用具及び補装具のことである．補装具とは，身体の欠損または損なわれた身体機能を補完，代替するもので，障害個別に対応して設計・加工されたもの，身体に装着（装用）して日常生活又は就学・就労に用いるもので，同一製品を継続して使用するもの，給付に際して専門的な知見（医師の判定書または意見書）を要するもの，と定義されている．

　治療中であれ治療終了後であれ，各装具には耐用年数が定められている．この期間内に破損したときは該当箇所の修理が認められるが，修理不可能な状態の場合には再作製も認められる．治療中にはこの期間内であっても症状の変化に応じて同じ身体部位に新たな装着を作製する必要が生じ得るが，そういった治療上の必要性が保険組合などに十分理解されるならば作製が認められることが多い．このことに留意して慎重に処方を決定する必要がある．

　障害者総合支援法により補装具の支給を受ける場合には，使用者が医師の意見書に見積もり書を添えて市区の福祉事務所または町村の障害福祉課へ申請し，都道府県，政令市に設置されている身体障害者更生相談所で適否の判定を受ける必要がある．この意見書を作成する医師の要件は，身体障害者福祉法第15条第1項に基づく指定医，所属医学会において認定されている専門医，国リハ学院の補装具関係の適合判定医師研修会修了医師である．判定方法には文書判定と直接（来所）判定があり，多くは書類手続きだけの文書判定であるが，高度な専門的知識を要する補装具は使用者が更生相談所へ出向いて直接判定を受ける必要がある．

　給付内容は本来現物ではなく補装具の購入・修理費であり，国と地方自治体が折半する（国1/2，地方自治体1/2）．総経費の10%を使用者が自己負担しなければならないが，市町村民税非課税世帯と生活保護受給世帯では負担金はなく，負担金がある場合であっても所得に応じた月額の上限額が設定されている．費用の支払い方法は使用者が全額を製作業者に支払った後に証

明書を市区町村に提出して9割の払い戻しを受ける償還払い方式が建て前であるが，使用者が総経費の10%を製作業者に支払って製作業者が市区町村から残り90%を代理受領することが認められている．

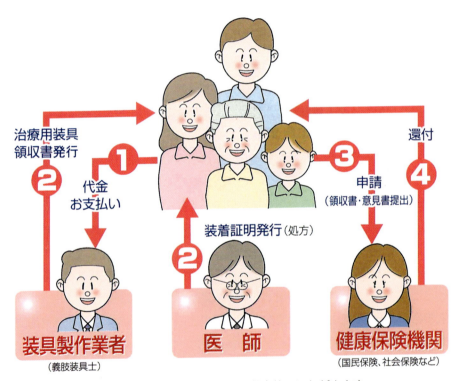

治療用装具の給付の流れ
（健康保険治療時）

❶装具代金は装具製作業者へいったん立替えでお支払いいただきます。
❷医師から装着証明（処方）、業者から治療用装具の領収書を発行していただきます。
❸領収書・意見書（装着証明）を添えて健康保険機関へ申請します。
❹健康保険機関で承認がおりると、代金の7～10割が償還されます。
※医療保護の方は手続きが異なりますのでケースワーカー、義肢装具士へご相談ください。

（川村義肢パンフレット）

2章 上肢装具

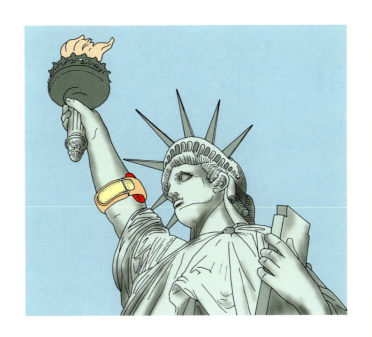

肩の解剖と機能

　肩関節は，上腕骨，鎖骨，肩甲骨，胸骨から構成される肩甲上腕関節・肩鎖関節・胸鎖関節の解剖学的関節からなる．胸鎖関節から胸椎までの間をみても，肋骨と胸骨があり，肩関節は胸郭に浮いているように存在している．これが，股関節と異なり，可動域の自由度を獲得すると同時に，強度上の問題を生む原因となっている．機能的な見地では，これらの解剖学的な関節以外に，肩峰下関節，肩甲胸郭関節，烏口鎖骨間関節，肋鎖関節を含め，これらを総称して上肢帯あるいは肩関節複合体と呼ぶ．

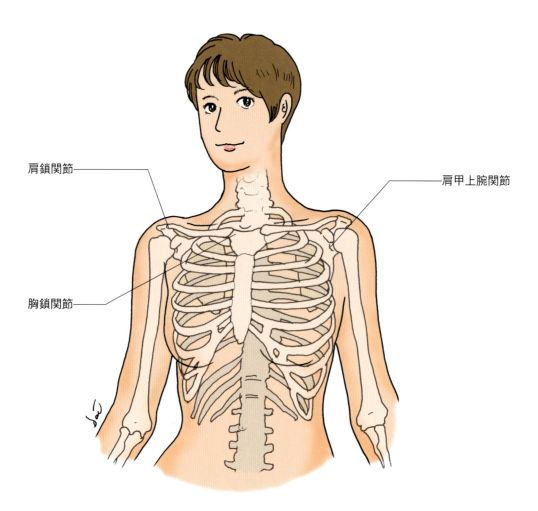

肩関節複合体（前方から観察）

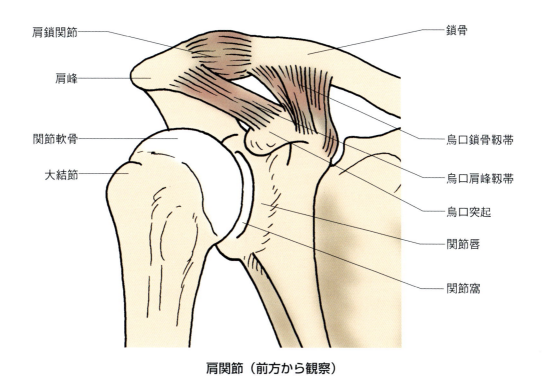

肩関節（前方から観察）

　肩甲上腕関節全体を覆う関節包は，関節の可動性，安定性，運動の誘導に関与している．関節内はわずかな量ではあるが関節液で満たされ，下垂位での関節内は陰圧に保たれていることで，関節の安定化，並びに骨同士の衝突を防いでいる．関節包には内側前方に上・中・下の関節上腕靱帯が存在し，後方にも関節包の肥厚部がある．これらの複雑な靱帯と機能的関節を配置し，肩甲上腕関節に大きな可動性を与えつつ，安定性と強度を担保しようとする構造になっているが，特に前方は脆弱であり，前方脱臼しやすい原因の一つと考えられている．

肘の解剖と機能

　肘関節は，上腕骨と，前腕骨（橈骨，尺骨）との間の機能的連結をおこなう関節である．肘関節は上腕骨滑車と尺骨の滑車切痕で構成される蝶番関節である腕尺関節，腕尺関節の外側にある関節で上腕骨小頭と橈骨頭で構成される球関節である腕頭関節，橈骨頭と尺骨の橈骨切痕で構成される車軸関節である上橈尺関節の三つの関節から構成されている．基本的に関節包が厚く，三つの補強靱帯で補強されているため，非常に安定性のある関節である．

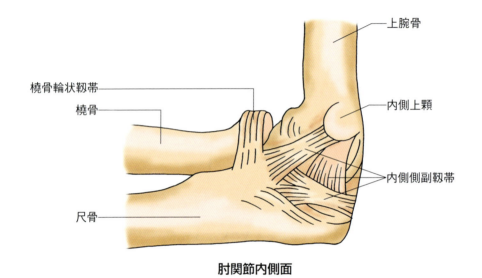

肘関節内側面

肘関節外側面

肘の解剖と機能 **17**

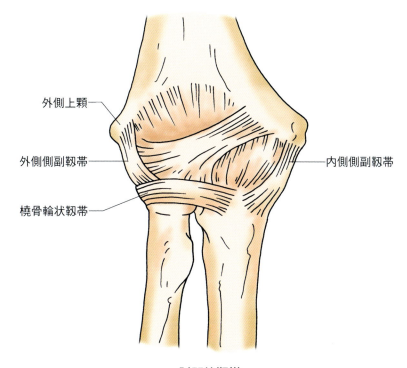

肘関節靱帯

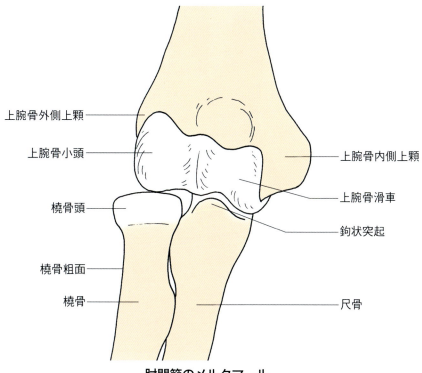

肘関節のメルクマール

手関節，手指関節

手関節は橈骨，尺骨，手根骨からなる．

橈骨遠位と尺骨遠位からなる遠位橈尺関節，橈骨と手根骨からなる橈骨手根関節を指すことが多い．しかし手関節には近位手根関節も含まれる．

手指関節は大菱形骨と第一中手骨からなる母指CM（手根中手骨）関節，母指中手骨と基節骨からなるMP（中手基節骨）関節，母指基節骨と末節骨からなるIP（指節骨）関節からなる．さらには示指から小指までは，手根骨と中手骨からなるCM関節，中手骨と基節骨からなるMP関節，基節骨と中節骨からなるPIP（近位指節骨）関節，中節骨と末節骨からなるDIP（遠位指節骨）関節からなる．

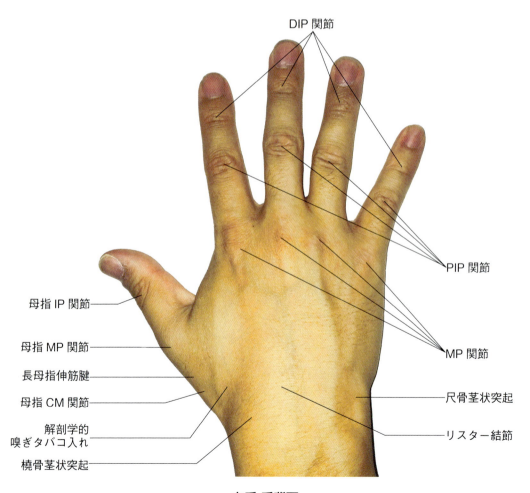

右手 手背面

手関節，手指関節 **19**

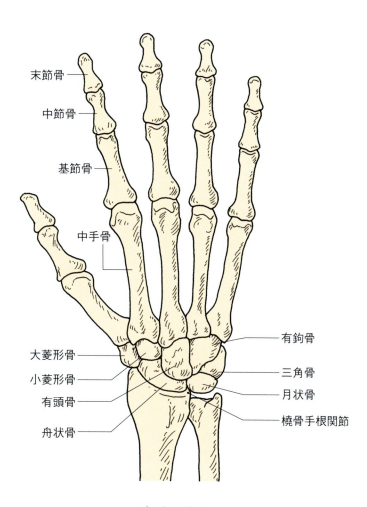

右手 手背面

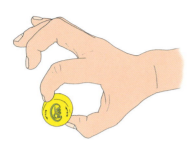

指尖つまみ
(tip pinch)

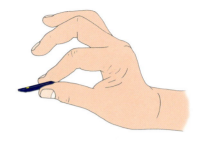

指腹つまみ
(pulp pinch)

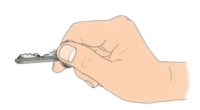

側方つまみ（鍵つまみ）
(side pinch, key pinch)

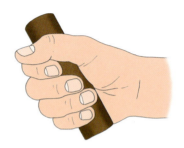

強い握り
(power grip)

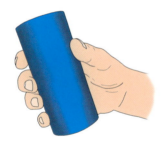

筒状握り
(cylindrical grip)

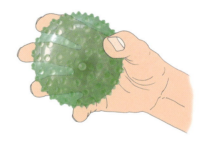

球状握り
(spherical grip)

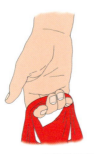

MP関節伸展位

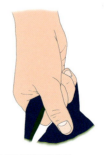

MP関節屈曲位

ひっかけ握り（hook grip)

材料

　接触する皮膚を刺激せず，かつ毒性のない素材が用いられる．使用目的によって種々の材料が用いられる．

　強度を優先する場合は金属性材料または厚い合成樹脂を選択するが，多少重量は増す．手外科領域のように目的を正確に遂行するには全面接触によるフィット感が重視される．そこで加工しやすい低温熱可塑性プラスチックが選択されることが多い．

　現在，使用される材料は接触面や固定部位（支持部）の皮膚への刺激がなく，安全性の高い材料がほとんどである．また，金属アレルギーがある患者でも装具の内側にフェルトなどを使用することにより皮膚と金属の直接的な接触を回避することができ使用可能となる．

・合成樹脂

　上肢装具は下肢のように大きな荷重や負荷がかかることが少ないため，それほどの強度は不要である．

　高密度のポリエスチンは高温あるいは低温で軟化する軽量な熱可塑性プラスチック材料である．

　低温熱可塑性プラスチックには，オルソプラスト・ポリフォーム・アクアプラスト・オルフィットなどがあり，装着感は優れているが耐久性に劣るという欠点がある．また，低温熱可塑性プラスチックは自接着力もあるため接着剤が不要でスプリント作成の際，経費削減にもなる．

・金属

　アルミニウム板がよく用いられ，軽くて耐久性に富み，細工しやすい．しかし破損しやすいという欠点がある．

　鋼鉄は弾力性があり，耐久性に富んでいるが，加工しにくく，重い．

　鋼線，中でもピアノ線は弾性に富み，バネ作用があるので弾性を利用する機能装具として使用頻度が高いが，最近では持続伸張も可能な形状記憶の特殊鋼線が用いられことが多くなってきている．

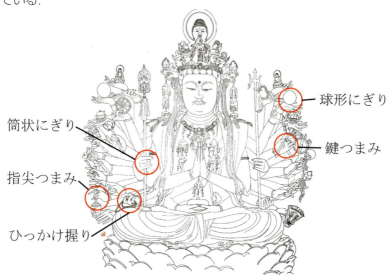

A 肩装具

1. 肩外転装具

目的
　肩関節を外転位で保持するための装具である．

適応
　腕神経叢麻痺，腋窩神経麻痺，肩甲上神経麻痺などの神経麻痺や三角筋断裂，棘上筋腱断裂などの筋・腱損傷，肩関節部の骨折・脱臼整復後，肩関節固定術などの手術後，などに用いる．

特徴
　肩関節 70～90°外転，75°屈曲，肘関節 90°屈曲位
　上肢と装具の重量を支えるために同側腸骨稜と反対側胸郭に支持点を設ける．

チェックポイント
　・関節拘縮
　・腸骨稜の褥瘡の発生

①奈良医大式

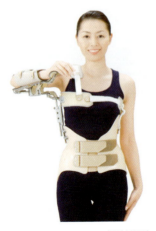

（川村義肢）

特徴　奈良医大整形外科の指導のもとに開発した装具である．肩外転 30～160°，内旋 60°，外旋 25°の間で，任意の位置で調整が可能となっている．肘関節の固定は 0～135°までの間で調整が可能となっており，肩や肘関節の固定ができ，可動域が大きいことが特徴である．術直後より装着が可能で術前に仮合わせを済ませることが理想的である．

②アクロアシスト肩外転装具

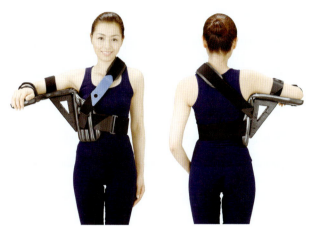

特徴 腋下から上腕部を直接支持し，肩関節の症状を緩和する．外転角度調整用ウェッジの取り付け方向を変えることにより30°，60°，90°の外転角度を得ることが可能である．

適応 肩腱板修復術，脱臼整復術，骨頭下骨折，肩関節脱臼など

（川村義肢）

③オートボック社製肩外転装具の構成部品

特徴 腋下から上腕部を直接支持し，肩関節の症状を緩和する．外転角度調整用ウェッジの取り付け方向を変えることにより15°，30°，60°，90°の外転角度を得ることが可能である．

適応 肩腱板修復術，脱臼整復術，骨頭下骨折，肩関節脱臼など

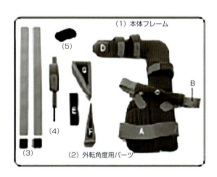
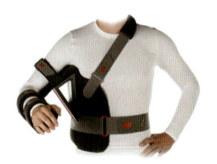

（ottobock）

2. 肩関節脱臼用装具

目的
　肩関節脱臼のほとんどが前方脱臼であり、肩関節外転・外旋を行った際に脱臼しやすい．従って，この運動を防止するために作成されている．

適応
　肩関節脱臼（反復性肩関節脱臼，習慣性肩関節脱臼）などに用いられる．

特徴
　肩関節をゼロポジションや外旋位，ときには内旋位に固定されたり主治医や使用者によってさまざまな固定方法が存在するため，それぞれの肢位で固定できるよう種々の装具が考案されている．

①外旋位固定

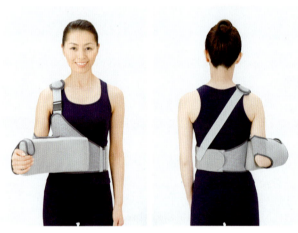

特徴 肩関節を外旋位に肩ベルトと体幹ベルトを用いて固定する．

（川村義肢）

②内旋位固定

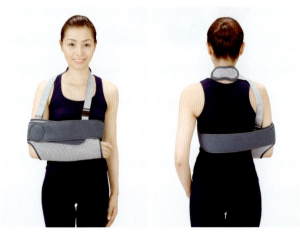

特徴 肩関節を内旋位に肩ベルトと体幹ベルトを用いて固定する．

（川村義肢）

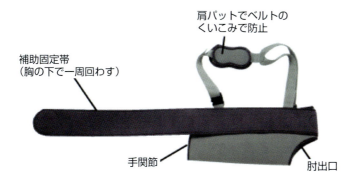

3. 肩鎖関節脱臼用装具（肩鎖バンド）

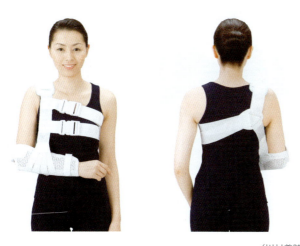

（川村義肢）

目的
　肩鎖関節脱臼はスポーツや外傷で発生することが多く，鎖骨遠位端が上方に変位することが多い．装具によって鎖骨を下降（肩甲骨を挙上）させることを目的とするが，完全な整復は装具のみでは困難である．

特徴
　胸郭前面から肩甲骨にかけた熱可塑性プラスチック板をストラップで固定する．肩関節の最大外転運動を阻止するように外側まで十分かける．

4. 肩甲骨保持装置

目的
　肩甲骨のアライメント不全や不安定性から起こる症状に使用する.
　軟性材料で製作され生活動作が制限されないという特徴がある.

適応
　胸郭出口症候群, 頚肩腕症候群, いわゆる肩こりなど.

特徴
　肩甲帯をパッドで圧迫し, 肩甲骨が後方へ突出しないようベルトなどで胸郭を一周させる. また肩甲帯が不安定にならないよう, 体幹とベルトで固定する.

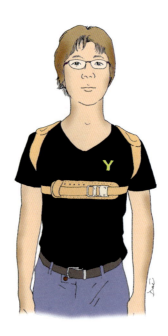

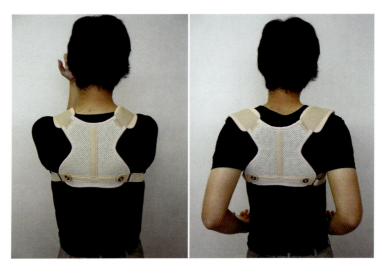

5. 腕吊り　arm sling

目的
脳卒中片麻痺や三角筋麻痺などによる肩関節亜脱臼を防止する．

特徴
機械的に上腕を押しあげる．さまざまな種類があり，肘伸展タイプと肘屈曲タイプに大別される．

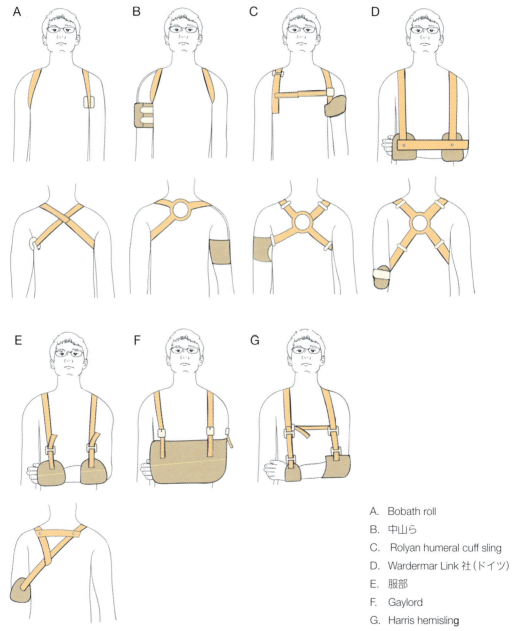

A. Bobath roll
B. 中山ら
C. Rolyan humeral cuff sling
D. Wardermar Link 社（ドイツ）
E. 服部
F. Gaylord
G. Harris hemisling

さまざまな腕吊り

6. 上肢懸垂用肩関節装具

目的
上肢の懸垂，肩関節の保護，肩関節外旋位・前腕部回外位保持，肘関節伸展位保持などに用いられる．

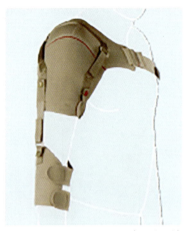
（ottobock）

素材
・上腕部と前腕部の端部にシリコンテープを施し，懸垂性を高め装具のズレを防止
・温度調整機能素材を採用し，装着時の温度を一定に保つ
・通気性のある伸縮素材

7. Functional brace

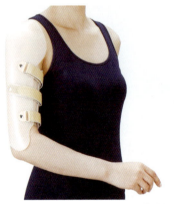
（川村義肢）

目的
上腕骨骨幹部骨折に対する治療などに用いられる．

特徴
上腕骨の外周を装具で固定し，治療早期より肘，肩関節の自動運動，等尺性収縮を行わせると装具でおさえられた一定の間で上腕筋群が収縮し，骨折部に圧迫を加えることができる．

8. 鎖骨固定帯(クルビクルバンド)

目的
鎖骨骨折時の骨折部の固定用に用いられる.

適応
鎖骨骨折

特徴
軟性ベルトを肩上部から腋窩を通り背部へ,肩関節を囲むように装着し背部に固定する.背部で牽引を加えることにより肩を反張位に保つことが可能となる.

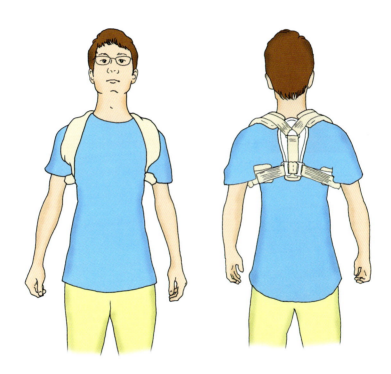

B 肘装具

1. 両側支柱付き肘装具

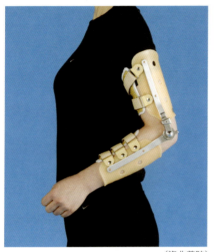
（洛北義肢）

目的
　肘関節を固定したり，運動させたり，矯正させたりすることができる．

適応
　肘関節の骨折や関節不安定性のある患者に有用である．

特徴
　屈曲拘縮を改善するためにはターンバックル機構継手付肘装具やタウメル継手付肘装具が使用される．ダイヤルロック継手付肘装具を用いると，肘の全可動域での固定，運動，矯正が可能である．

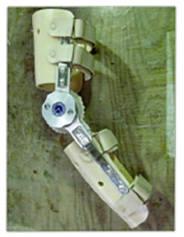
ダイヤルロック継手付肘装具

2. 肘固定用装具

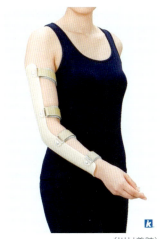

(川村義肢)

目的
　肘関節を固定したり，運動させたり，矯正させたりすることができる．

適応
　肘関節の骨折や関節不安定性のある患者に有用である．

特徴
　関節の固定と装具の取り外しが容易で，清拭が可能で清潔に保つことができる．

3. ダイナミック肘装具

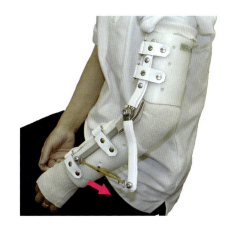 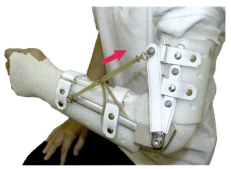

(洛北義肢)

目的
　肘関節屈曲・伸展の関節可動域改善を目的に使用される．

適応
　肘関節の骨折後や関節拘縮などよる肘関節可動域制限のある患者に用いる．

特徴
　ゴムバンドなどの体外的力源による肘関節の伸展，屈曲の関節可動域改善を行う場合には他動運動による伸展・屈曲方向の可動域拡大運動と自動運動による伸展・屈曲方向の筋力強化の目的を十分理解させることが必要である．

4. 肘関節用サポーター

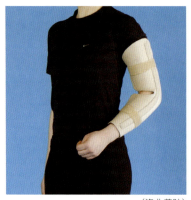

(洛北義肢)

目的
　関節不安定性のある患者に装着させることにより肘関節の安定性を高めることを目的とする.

適応
　関節リウマチ患者や肘関節の不安定性がある患者に用いる.

特徴
　軟性のバンドを上腕と前腕に装着し肘関節部を金属支柱を入れた接続部で接続する.

5. テニス肘バンド

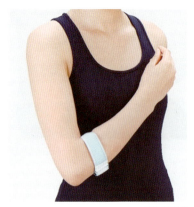

(川村義肢)

目的
　バンドが手関節伸筋を圧迫することにより外側上顆部への牽引を減弱させることを目的とする.

適応
　上腕骨の外側上顆炎(テニス肘)など.

特徴
　バンド内に突起が装着されていることにより,この突起を手関節伸筋に圧迫しバンドで前腕に固定する.

C 手装具

1. 手関節背屈装具

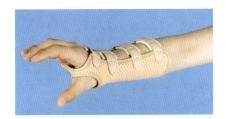
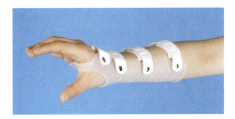

（洛北義肢）

目的
手関節を固定することにより局所の安静をはかるために用いる．

適応
橈骨神経麻痺，手根管症候群，関節リウマチなどの患者に用いられる．

特徴
プラスチックや金属製板パネルを用い手関節を軽度背屈位に保ち，バンドを用いて固定する．

2. トーマス型懸垂装具

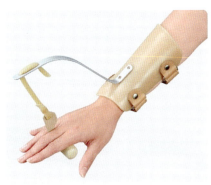

（川村義肢）

目的
手関節を背屈位に保つことにより手指での保持や把持動作を行いやすくするための装具である．

適応
橈骨神経麻痺，片麻痺などの神経麻痺の患者に用いる．

特徴
ピアノ線やゴムの弾力を利用してMP関節や母指の伸展運動を補助する．虫様筋バーでMP関節を牽引しながら手関節を背屈位に保つ．

3. オッペンハイマー型装具

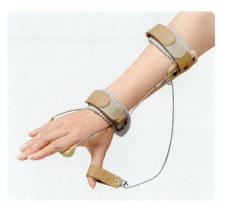
（川村義肢）

目的
　手関節を背屈位に保つことにより手指の保持や把持動作を行いやすくするための装具である．

適応
　橈骨神経麻痺，片麻痺などの神経麻痺や指伸筋腱断裂などの患者に用いる．

特徴
　前腕カフからのピアノ線でMP関節を支持し，手関節とMP関節を伸展位に保持する．

4. 対立装具

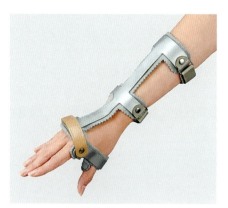
ランチョ型長対立装具　（川村義肢）

目的
　母指をほかの4指と対立位に保持するための装具である．

適応
　正中神経麻痺など，神経麻痺の患者に用いることが多い．

特徴
　手関節の運動に問題のない場合は，手関節を固定しない短対立装具を用いる．手関節の運動が困難な場合は，手関節を固定する長対立装具を用いる．

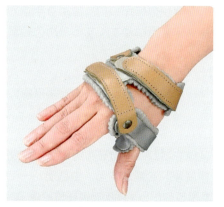
ランチョ型短対立装具　（川村義肢）

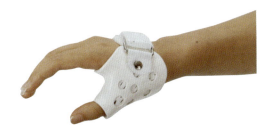
モールド型短対立装具　（日本義肢協会）

5. 把持装具

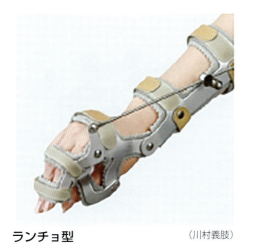

ランチョ型　　　　　　　　（川村義肢）

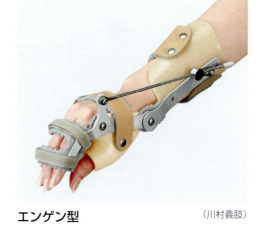

エンゲン型　　　　　　　　（川村義肢）

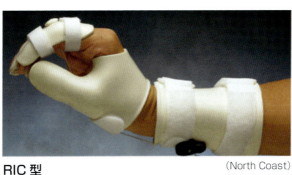

RIC 型　　　　　　　　（North Coast）

目的
つまみ動作が困難な場合，装具にてつまみ動作ができるようにするための装具である．

適応
C6 レベルの頚髄損傷などの患者に用いることが多い．

特徴
前腕を固定するための支柱と把持動作を実施するための手指の支柱と継手で構成される．ランチョ型はアルミ製，エンゲン型はプラスチック製の短対立装具と前腕部で構成され，RIC（Rehabilitation institute of Chicago）型はプラスチックの短対立装具と前腕カフと示指と中指を固定するプラスチックの覆いで構成されている．

手関節の背屈で生じる屈筋腱の張力を用いた，テノデーシスアクションを利用する．ランチョ型とエンゲン型 MP 関節と手関節部分に継手があり，テノデーシスアクションによりつまみ動作ができる．RIC 型では前腕カフとプラスチックをつないでいる 1 本のひもが手関節の背屈により緊張することで，つまみ動作ができる．

6. ナックルベンダー

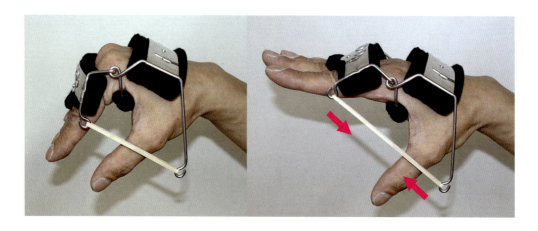

目的
　拘縮や変形の予防のために指関節の固定や手指の動きを補助するための装具である．

適応
　尺骨神経麻痺や手指関節拘縮・変形などに用いることが多い．

特徴
　中手骨と基節・中節骨との背側面に当てる2枚の金属プレートと第2～5中手骨頭を横切る手掌バーとゴムバンドからなる．

7. 虫様筋カフ

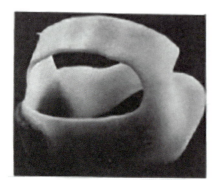 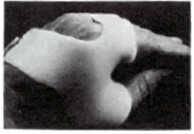

（CLIK）

目的
　MP関節を屈曲位に保持するための装具である．

適応
　尺骨神経麻痺などに用いる．

特徴
　プラスチック製装具で，ナックルベンダーより軽量で小さく実用的である．

8. 逆ナックルベンダー

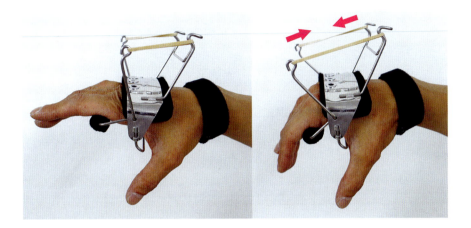

目的
　MP関節の伸展を補助するための装具である．

適応
　後骨間神経麻痺などの神経麻痺やMP関節の屈曲拘縮などの患者に用いる．

特徴
　手掌とPIP関節の掌側バーとMP関節背側のパッドとこれらを連結するゴムやコイルスプリングからなる．

9. 指用小型ナックルベンダー

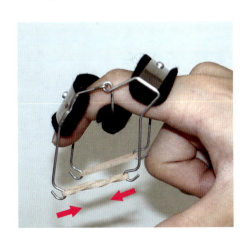

目的
　PIP関節の屈曲を補助するための装具．

適応
　関節リウマチや神経麻痺によるスワンネック変形（PIP関節過伸展，DIP関節過屈曲），PIP関節の伸展位拘縮などに用いる．

特徴
　基節骨，中節骨に対する背側のパッドとPIP関節掌側のパッドおよびPIP関節の屈曲を補助するゴムやコイルスプリングで構成される．

10. 指用逆ナックルベンダー

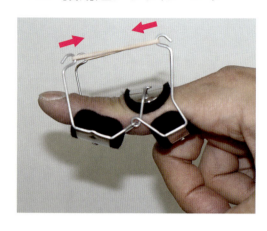

目的
指屈曲拘縮を矯正するために用いることが多い．

適応
関節リウマチや神経麻痺によるボタンホール変形（PIP関節過屈曲，DIP関節過伸展），PIP関節の屈曲位拘縮などに適応がある．

特徴
基節骨，中節骨に対する掌側のパッドとPIP関節背側のパッドおよびPIP関節の伸展を補助するゴムやコイルスプリングより構成される．

11. ワイヤースプリント

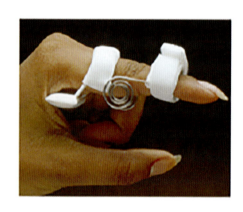

目的
指PIP関節の可動域の拡大と補助を行うために用いる．

適応
関節リウマチによるボタンホール変形などに用いる．

特徴
基節骨と末節骨に対する掌側のパッドとPIP関節背側部のパッドとそれを連結するコイルスプリングから構成される．

12. ジョイントジャック

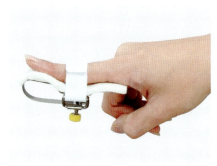

(川村義肢)

目的
指PIP関節の屈曲拘縮を矯正するための装具である.

適応
指関節の屈曲拘縮などに用いることが多い.

特徴
金属の支持部とねじから構成され,PIP関節の屈曲拘縮に対して装具のねじをしめることにより矯正を行う.

13. リングスプリント

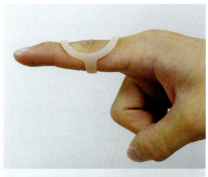

屈曲は制限しない

目的
手指の変形矯正のために用いることが多い.

適応
関節リウマチによる手指変形などに用いる.

特徴
プラスチック製と金属製がある.金属製のものは装飾性があり見栄えがよい.しかし,プラスチック製に比べ金属製は高価である.

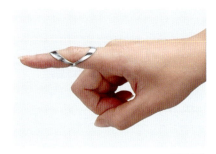

(京セラ)

14. バディースプリント (Buddy sprint)

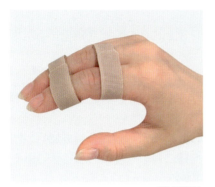

（川村義肢）

目的
隣接する手指の運動を補助するために用いる．
動きのよい指と患指をマジックテープで巻き，動かせる指の力で患指の運動を助ける．

適応
指伸筋腱断裂などに用いることが多い．

特徴
布を用いることが多い．隣接する指と一緒に固定する．

15. 槌指用スプリント

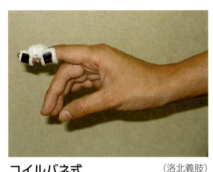

コイルバネ式　　　　（洛北義肢）

目的
DIP 関節を固定することを目的とする．

適応
槌指などに用いる．

特徴
コイルバネのついたものとプラスチックタイプがある．

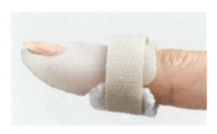

プラスチックタイプ　　（マキタ義肢）

D 自助具

1. 食事

目的
食事や日常生活動作に対する補助を目的とする．

適応
脳血管障害，脊髄損傷，末梢神経障害などによる神経麻痺，外傷や骨折後の変形，そのほかさまざまな際に用いる．

特徴
患者の状態によりその都度オーダーメイドで作製することとなる．患者の機能障害を十分に理解することが重要である．
ここでは自助具の紹介例にとどめる．

1）スプーン

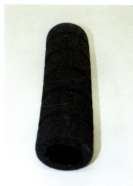 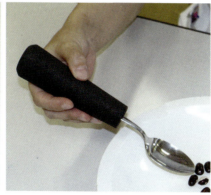

柄のスポンジと使用例

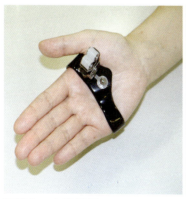 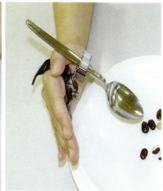

万能カフと使用例

2) 箸

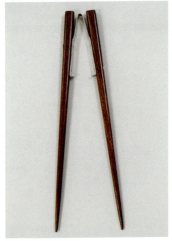
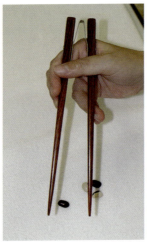
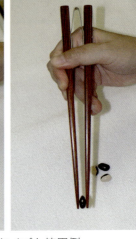

バネ付き箸と使用例　　　　ピンセットタイプと使用例

3) 皿

深くえぐられた形状をしており，スプーンですくいやすくなっている．

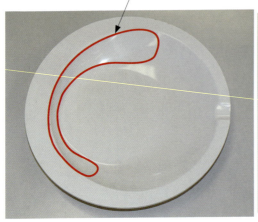
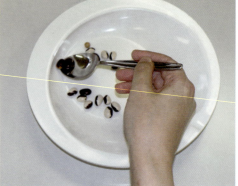

皿と使用例

2. 更衣

目的

手を伸ばす，空間に保持する・操作するために用いることが多い．

適応

脳血管障害，脊髄損傷，末梢神経障害などによる神経麻痺，変形性関節症，外傷や骨折後の変形，そのほかさまざまな際に用いる．

特徴

患者の状態によりその都度オーダーメイドで作成することとなる．患者の機能障害を十分に理解することが重要である．

ここでは自助具の紹介例にとどめる．

1) リーチャー

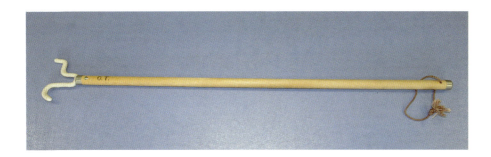

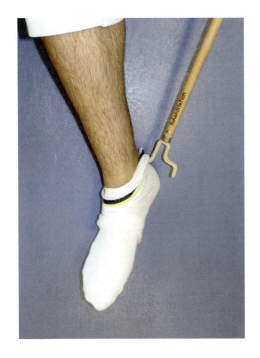

リーチャーと使用例
（木製，ステンレス製などがある）

44　2章　上肢装具

2）ソックスエイド

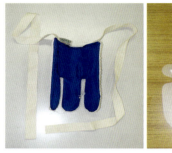
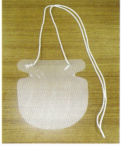

ソックスエイドと使用例

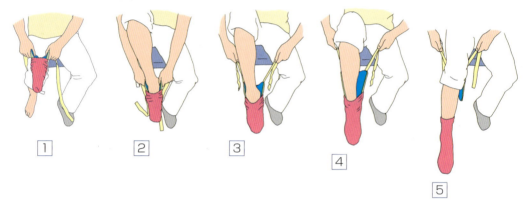

1　2　3　4　5

3）ボタンエイド

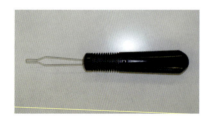

ボタンエイドと使用例

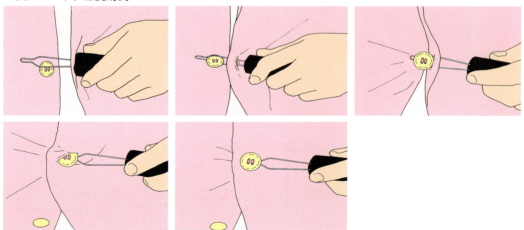

3. その他

1) 釘付きまな板

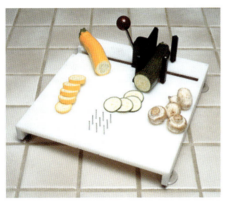
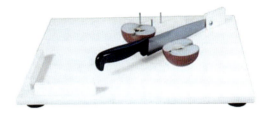

釘付きまな板と使用例 (Duke Univ.)

2) 台付き爪切り

1台で2通りの使用法ができる．

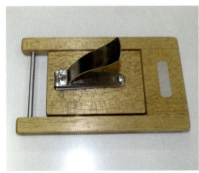
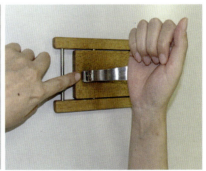

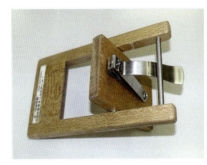
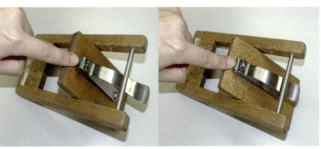

(京都・自助具館)

写真上段：右手でレバーを押し下げて左指の爪を切る方法
写真下段：右手が使えない場合，左示指で台を押すことで，爪を切る方法

3章

体幹装具

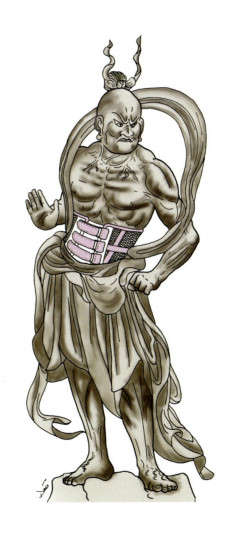

体幹（脊椎）の解剖

　脊椎は通常，7個の頚椎，12個の胸椎，5個の腰椎という分離した椎骨と，5個の椎骨が癒合し一体化した仙骨，個数が不定で一体化した尾骨からなる．矢状面の重心線は，おおむね外耳道より軸椎の歯突起を通り，第1胸椎と第12胸椎の椎体を通る．頚椎の運動の大部分は頭蓋と環椎，環椎と軸椎の間でなされており，前後屈や回旋の可動性が大きい．胸椎は回旋の可動性はほとんどない．腰椎は前後屈が可能であるが，回旋の可動性はほとんどなく，腰仙関節では腰椎の椎間関節より回旋が可能だが，周囲の靭帯性支持が強いため可動性はほとんどない．

　体幹装具の役割は，脊柱の運動制限，脊柱の安定化，脊柱にかかる荷重の支持，脊柱変形の矯正および進行の予防など様々である．体幹装具を処方する際は各椎体関節の特徴を理解した上で用途に適した装具を作製する必要がある．また，すべての胸椎は背側にあり，同じ高さの肋骨と連結することで胸郭を形成し，胸郭自体が脊椎を保護する．さらに，多裂筋や脊柱起立筋（最長筋・腸肋筋・棘筋）といった傍脊柱筋も構造上，脊椎を保護しているが，その役割は異なる．多裂筋は長さが短く，脊椎間の動きを制御し，姿勢および外的負荷の変化に対応するのに対し，脊柱起立筋はレバーアームが非常に短いにも関わらず上半身や荷物を保持するのに必要なトルクを生み出すために極めて大きな張力を発揮する．

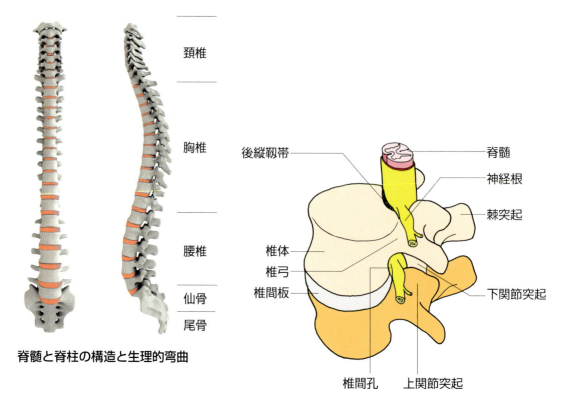

脊髄と脊柱の構造と生理的弯曲

脊椎の構造

前傾姿勢（図）において，傍脊柱筋の作用しか考慮に入れなければ，腰仙椎の椎間板にかかると予測される力は非常に大きい．腰仙椎の椎間板にかかる力は，第5腰椎／第1仙椎（L5/S1）の髄核のレベルを支点としたてこのアーム先端にかかる重み（P1）と傍脊柱筋に加わる力（S1）の合計に等しく，前傾姿勢をとるほど，または上肢の先端に荷物を持つほど大きくなる．膝を曲げ，体幹がまっすぐの状態で10 kgの物を持ち上げた際にはS1に141 kgの力が必要となり，膝を伸ばした前傾姿勢で持ち上げた際にはS1に256 kgの力が必要になることが推定される．もし，上肢を前方に伸ばして同じ荷物を運べば，S1に必要な力は363 kgになる．この場合，髄核に加わる荷重は282 kgから，最大で1,200 kgにもなり，明らかに椎間板が断裂する荷重を超えている．しかし，腹腔内圧を上昇させるバルサルバ手技により椎間板にかかる圧力が軽減し，第12胸椎／第1腰椎（Th12/L1）にかかる荷重が50％，L5/S1にかかる荷重が30％，傍脊柱筋にかかる力が55％減少する．

　従って，コルセットなどの腰椎装具は腹圧上昇効果により腰仙椎への荷重及び傍脊柱筋の負担を軽減させることが期待される．しかし，傍脊柱起立筋の負担を長期にわたり軽減しすぎても，傍脊柱筋の筋力及び筋持久力低下をもたらす事が懸念される．それらは腰痛と関連するため，日常生活動作能力や生活の質を低下させる可能性が高い．以上のことから，長期にわたり体幹装具を装着する必要がある場合には傍脊柱筋や腹筋群の機能障害を念頭に入れ，リハビリテーションを実施していく必要がある．

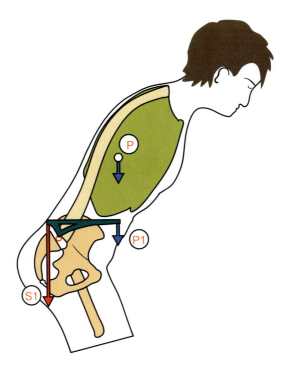

上体の重心（P）は脊椎で支えることになる．アーム先端にかかる重み（P1）と傍脊柱筋に加わる力（S1）を示す．説明は文中．

（Kapandji IA : The Physiology of the Joint, volume III 6th Edition, 2008 より）

体幹装具に必要な解剖学的ランドマーク

　体幹には，外観からあるいは触れることによって容易に見分けられる骨の突出部がある．これを解剖学的ランドマークという．背側からみた場合，特に重要なのは大後頭隆起，第7頸椎棘突起，肩甲棘，肩甲骨下角，肋骨下縁，第5腰椎棘突起，腸骨稜，上後腸骨棘，仙骨，大腿骨大転子の上端部である．また前面からみた場合に重要なのは肩峰，鎖骨，胸骨上切痕，胸骨柄，剣状突起，肋骨下縁，腸骨稜，上前腸骨棘および恥骨結合上縁である．体幹装具はこれらを考慮して作製されている場合が多く，目印としながら合わせるように装着を行うと良好な安定したフィット感を得ることができる．

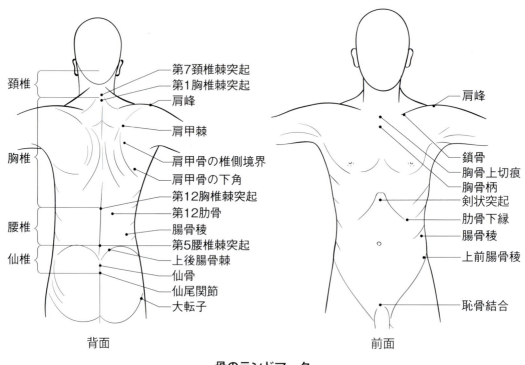

骨のランドマーク

体幹装具の目的

　体幹装具は，体幹の機能障害に対して，脊柱運動の制限と安定，脊柱への荷重の軽減，変形の防止・矯正，不随意運動の抑制などを目的として用いられる．

体幹装具の種類

体幹装具は固定領域と部位によって次のように分類される．

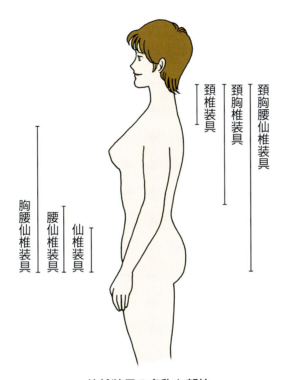

体幹装具の名称と部位

基本構造

体幹装具には基本構造として硬性（金属枠，モールド式），軟性などがある．

① 硬性金属枠装具：アルミニウム合金や鉄鋼の支柱が主材料として用いられ，体幹全面もしくは後側面のみを支持するような枠組みによって構成される．生体には面接触するように加工され，発赤や擦過などの皮膚トラブルや材料縁の食い込みを防ぐ．生体に接触する面積が少ないことから接触圧は高いが，通気性は良好である．

② 硬性モールド式装具：プラスチックの開発により，身体の形状にモールド（採型）して，身体の形状に合わせた装具を作るようになった．モールド式装具は，それまでの装具の基本的な考え方であった「身体への接触を最低限とし，最大限の効果を発揮させる」とは全く逆の発想で，身体との接触面を広くとり，形状を一致させることによって安定した良好な固定性を獲得し，なおかつ接触面での圧を分散させようとするものである．

③ 軟性装具：綿布，合成繊維のメッシュ素材やスポンジを主材料とする．必要に応じて，剛性を高めるため金属やプラスチックを支柱などに使用することもある．採型は，主に採寸によって行われ，紐編み上げやファスナーを用いて寸法を調整する．

頚椎装具，頚胸椎装具

目的
頭部の重量により頚椎にかかる荷重負担を軽減しながら，頚椎の運動を制限する．

適応
頚椎骨折，頚髄損傷，頚椎腫瘍，頚髄腫瘍，椎体炎，頚椎椎間板ヘルニア，頚部脊柱管狭窄症，頚椎術後，などに用いる．

特徴
人間は，摂食のため開口や咀嚼運動が不可欠であり，コミュニケーションをとるために発声を行う．一般的な頚椎装具では，多くは前方から下顎を押し上げることと，後方で後頭隆起を押し上げることによって荷重と運動を制御しているが，咀嚼や発声に伴う下顎の運動を完全に止めることは困難であるため，完全で強固な固定と免荷が必要である場合は，外科的処置の必要であるハローベストなどを使用する．

1．ハローベスト

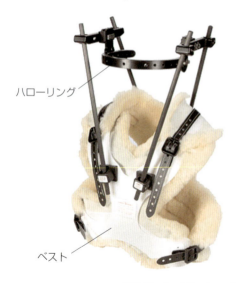

ハローリング
ベスト
(DP Medical Systems)

特徴 頭蓋骨に直接ボルトを通して頭部をハローリングにより固定し，胸部のベストと連結する．患者に装着した状態で微調整が容易に行え，全運動方向への強固な固定と免荷が可能である．頚椎装具のなかで最も固定性が強い．

2. 金属支柱付装具

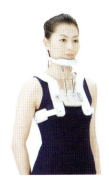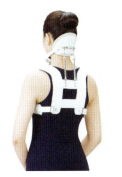

（川村義肢）

特徴 前後1〜2本ずつの支柱で下顎骨と後頭結節を支持する．支柱の長さを調節することで高さを変えることが可能で，頚椎の前後屈とともに側屈や回旋も制限することができる．

3. SOMI装具

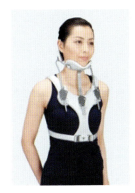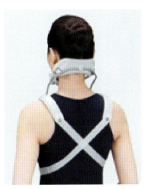

（川村義肢）

特徴 胸郭部からの3本の支柱で下顎と後頭部を固定し頭部の重量を支え，それを肩甲部で保持する．背部は紐がついているだけで金属部品はなく，金属支柱は全て前面に配置されているため装着が容易で，体位を変えずに背臥位でも取り外しが容易である．後頭部プレートと顎受けを調節することにより，頚椎の前後屈角度を調整でき，特に前屈への制限に優れている．側屈と回旋もある程度の制限は可能である．

4. 硬性モールド式装具

特徴 頚椎の強固な固定や免荷を必要とするときに作製する．ギプス採型の上，とれた型から石こうを用いて陽性モデル（患部の石こう像）を作製して熱可塑性プラスチックで作製を行うのが，一般的である．ずれが少なく適合が良いため支持性に優れ，前後屈や側屈，回旋の全ての運動を強固に固定することが可能である．

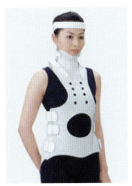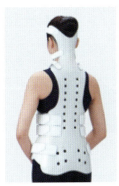

（川村義肢）

ロングタイプ：骨盤から腹部，胸郭全体を包み込み，下顎と後頭部全体までを覆い，ヘッドベルトで頭部を固定する．

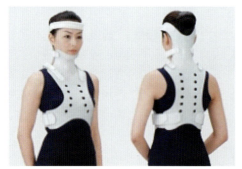

(川村義肢)

セミロング：肋骨の下端から胸郭を包み，下顎と後頭部全体を覆い，ヘッドベルトで頭部を固定する．

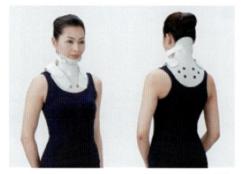

(川村義肢)

ショートタイプ：胸郭上部から下顎，後頭部までを覆い固定する．

5. サービカルフレームカラー

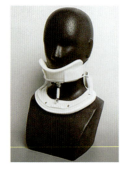 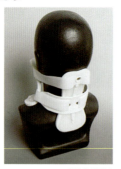

(武内義肢)

| 特徴 | 後頸部に大きな後屈制限板があり，後屈と回旋運動の制限に優れる．ターンバックルにより高さを自由に調整することができる．

6. アドフィットカラー

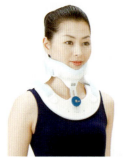 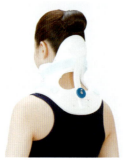

(川村義肢)

| 特徴 | 調節性が高く，任意の角度での支持固定が可能である．前方支柱は安全性と曲げ調節を容易にするためアルミ支柱となっており，頸部の通気性が良く，気管切開患者への対応も可能である．

7. フィラデルフィアカラー

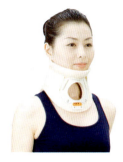
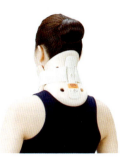
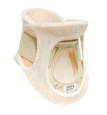
（川村義肢）

特徴 発泡ポリエチレンによってできており，前方は下顎から上胸部，後方は後頭結節から上背部までをやや浅く覆い，前後部のプラスチックにより補強されている．前後に分かれて面ファスナーで固定する形である．軽量であり主に屈曲と伸展を制限するが，側屈と回旋は若干制限する程度である．前面に大きな開口部を有していることが多く，気管切開術などにも対応している．

8. オルソカラー

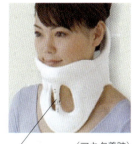
ターンバックル　　（マキタ義肢）

特徴 フィラデルフィアカラーと同様に前後に分かれて，面ファスナーで固定するタイプであり，固定性もほぼ同等である．前後のターンバックルという特殊ネジを使用することによって高さ調節が可能となっている．

9. ターンバックル型カラー

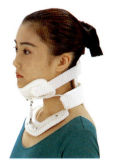
（日本義肢協会）

特徴 金属枠で構成された硬性装具であるが，ターンバックルによって高さが自由に調節できるようになっており，頚椎の前屈を制限する．

10. ワイヤー型カラー

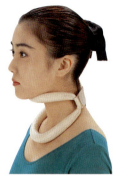

（日本義肢協会）

特徴 金属フレームをスポンジで包んだワイヤーにより，頚椎の前屈を制限する．下顎の支持を行うワイヤーの高さを自由に調節することができる．

11. ポリネックカラーハード

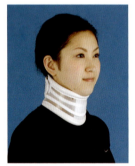

（洛北義肢）

特徴 発泡材やウレタン素材に比べて硬いポリエチレン素材を使用している．運動制限効果は小さく，頚椎の軽度の前後屈制限を行う程度で，側屈や回旋に対しての制限効果はほとんどない．頚椎の安静と保温，心理的効果が期待できる．

12. ポリネックカラーソフト

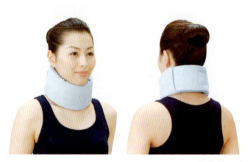

（川村義肢）

特徴 日常的に「頚椎カラー」と呼ばれている最も一般的な頚椎装具である．発泡材やウレタン素材で作られており，ソフトな肌触りで装着感も良い．ポリネックカラーハードと同様に運動制限効果は低いが，頚椎の安静と保温，心理的効果が期待できる．

B 胸腰椎装具

目的
骨盤から胸背部にかけて装着し，主に胸椎と腰椎の動きを制限するとともに，胸腰椎の支持性を高め負担を軽減する．

適応
胸腰椎圧迫骨折，胸腰髄損傷，胸腰椎腫瘍，胸腰髄腫瘍，腰椎椎間板ヘルニア，腰部脊柱管狭窄症，胸腰椎術後，などに用いる．

特徴
3点固定の原理により，主に体幹の屈曲または伸展制限を行う方向に2点と反対方向に1点で支持，固定する方法と，モールド式により体幹全体を覆い，屈曲や伸展，側屈，回旋など全方向的な動きを制限する場合がある．また腹部に装具を装着することにより，腹腔内圧を上昇させ，胸腰椎や椎間板などへの負担を軽減する．

1. 硬性モールド式装具

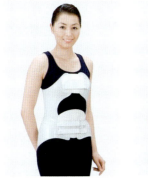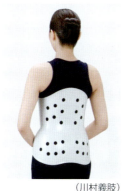

（川村義肢）

特徴 骨盤から胸郭および背部上方までを体幹の輪郭に合わせて大きく覆う．ギプス採型の上，とれた型から石こうでの陽性モデルを作製し，それを用いた．熱可塑性プラスチックによるトータルコンタクトであるため正確にフィットし，装着感に優れ，全方向に強固な運動制限を有している．

2. スタンドラー型装具（硬性金属枠）

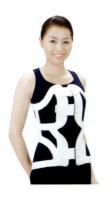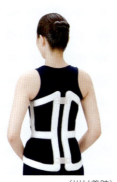

（川村義肢）

特徴 二重骨盤帯により骨盤を確実に包み込みながら前方，側方支柱と2本の後方支柱，腋窩を通る横方向支柱があり，金属フレームによるトータルコンタクトタイプである．全方向への強固な運動制限が可能である．

3. ジュエット型装具

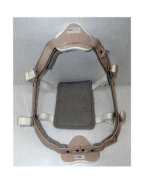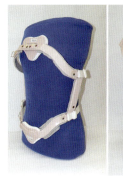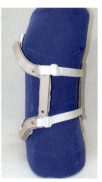

特徴 前面の胸骨パッドと恥骨パッドの固定による後方への力と，背側の背部パッドによる前方への力による典型的な3点支持装具である．体幹の伸展位を保持するため，屈曲を制限するが伸展は制限しない．

適応 胸腰椎移行部の圧迫骨折や変形性脊椎症，骨粗鬆症などによる脊柱後弯，老人性円背，など．

4. テーラー型装具

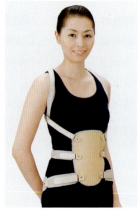

（川村義肢）

特徴 骨盤帯，2本の後方支柱，腋窩ストラップ，上方の肩と下方の下腹部に前方からの力を働かせ，逆に胸椎中位または下位では後方からの力を働かせることによって，3点支持の原理で脊椎を過伸展位に保持する．胸腰椎での体幹屈曲を制限する．下腹部前当てにより腹腔内圧の増大効果も得られる．

適応 胸腰椎移行部の圧迫骨折や変形性脊椎症，骨粗鬆症などによる脊柱後弯，老人性円背，など．

5. ナイトテーラー型装具

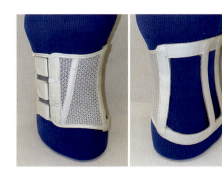

特徴 骨盤帯，2本の後方支柱，側方支柱と腹部前あてによる3点支持固定で胸腰椎の伸展，屈曲および側屈の制限を行う代表的装具である．腹圧を増大させ胸腰椎への負担も軽減する．

6. リュックサック型体幹装具

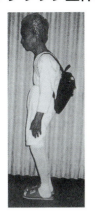

特徴　本装具は厚さ10 mmと薄く，洋服の下に装着可能なため外観を気にせず装着できる．重さは症例により調節可能であるが800 gが一般的．装着により5分以上の体幹前屈姿勢の持続，背もたれなしの座位保持，1時間以上の立位または歩行といった日常生活動作に対しても有意な改善効果が見込める．しかし，使用時の肩こりや，背部が暑いことが欠点である．

適応　骨粗鬆症患者で胸腰椎圧迫骨折による脊柱後弯変形のある症例

C 腰仙椎装具

目的
骨盤から腰部にかけて装着し，主に腰椎と仙腸関節の動きを制限するとともに，腰椎の支持性を高め負担を軽減する．

適応
腰椎圧迫骨折，脊髄損傷，腰椎腫瘍，脊髄腫瘍，腰椎分離症，腰椎すべり症，腰椎椎間板ヘルニア，腰部脊柱管狭窄症，腰椎術後，などに用いる．

特徴
3点固定の原理により，主に腰部の屈曲または伸展制限を行う方向に2点と反対方向に1点で支持，固定する方法と，モールド式により腰腹部全体を覆い，屈曲や伸展，側屈，回旋など全方向的な動きを制限する場合がある．また腹部に装具を装着することにより，腹腔内圧を上昇させ，腰椎や椎間板などへの負担を軽減する．

1. 硬性モールド式装具

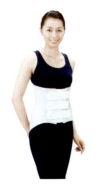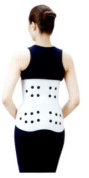

特徴　背部を熱可塑性プラスチックでモールドし，3点支持による固定で腰椎の伸展，屈曲および，回旋の制限を行う．腹腔内圧を増大させることにより腰椎への体重負荷も軽減する．トータルコンタクトであるため正確にフィットし，装着感が良い．

（川村義肢）

2. ナイト型

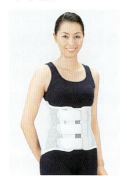
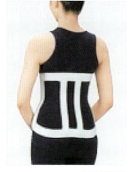

(川村義肢)

特徴　腰部疾患に対する代表的装具である．骨盤帯，2本の後方支柱，側方支柱と腹部前あてからなり，3点支持による固定で，腰椎の伸展，屈曲，側屈の制限を行う．腹腔内圧を増大させることにより，腰椎への負担も軽減する．

3. ウィリアム型

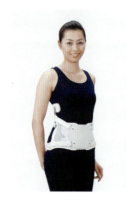
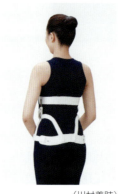

(川村義肢)

特徴　骨盤帯，胸椎帯，側方支柱，斜側方支柱と腹部前あてによる3点支持固定で腰椎の屈曲は許すが，伸展と側屈の制限を行う．側方支柱に継手がついた改良型もある．腹腔内圧を増大させることにより，腰椎への体重負荷を軽減させる効果もある．

4. 軟性装具（ダーメンコルセット）

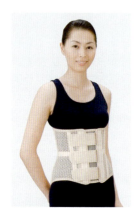
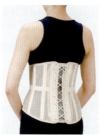

(川村義肢)

特徴　コルセットの名称で一般的によく知られているもので，腰部を取り巻くように装着する．金属などで補強された綿布や化学繊維のメッシュ素材を使用しているため，固定性は弱いが，腹腔内圧を高めることにより腰椎の荷重の軽減や軽度の運動制限を図ることができる．後方の編み上げ紐と前方のマジックテープにより締め具合を調整する．心理的効果も期待できる．

5. 腰用サポーター

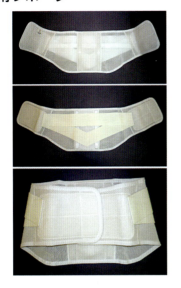

特徴 軟性装具と同様に，コルセットの名称で一般的に最もよく認知されているメッシュ素材のサポーターである．伸縮性に富み，通気性が良く，肌触りは良好である．運動制限はほとんど得られないが，腹部圧迫による腹腔内圧増大効果と心理的効果を期待することができる．

D 仙椎装具

目的 骨盤を包み，仙腸関節の動きを制限する．
適応 仙腸関節症，仙腸関節炎，仙腸関節痛，恥骨結合解離，などに用いる．
特徴 骨盤，仙腸関節および恥骨結合の安定性を得るのみならず，腹腔内圧を高める効果も有する．

1. 仙腸ベルト

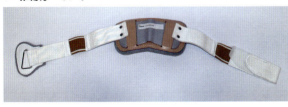

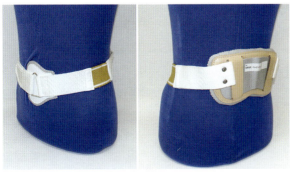

特徴 上前腸骨棘と大転子間の骨盤を一周させ，取り巻くように装着する非伸縮性の軟性ベルトである．運動制限の効果はほとんどないが，仙腸関節および恥骨結合を安定させ，腹腔内圧を高める効果がある．

側弯装具

側弯症の定義

側弯とは脊柱の前額面上での弯曲変形のことである．機能性側弯と構築性側弯とに大別され（**表 1**），前者は疼痛や姿勢，下肢長差などの原因により一時的に側弯を生じている状態のことであり，原因を取り除くことにより側弯が消失するものである．一方，構築性側弯とは椎体の側方への弯曲に加えて，椎体の回旋を伴う三次元的な脊柱変形を呈した状態であり，原因の除去だけでは矯正されない側弯である．そのうちの約 8 割が特発性側弯症と呼ばれる原因不明の側弯症であり，思春期の女児に多く，その発症機序も効果的な治療法も不明である．

表 1　側弯症の分類

1. 機能性側弯症 　　姿勢性 　　坐骨神経痛などの疼痛性 　　下肢長差 　　ヒステリー性などの精神性 　　その他
2. 構築性（特発性） 　　先天性 　　ポリオや脳性麻痺などの神経原性疾患 　　筋ジストロフィーなどの筋原性疾患 　　マルファン症候群やエーラス・ダンロス症候群などの結合織疾患 　　外傷性 　　その他

側弯の計測

脊柱レントゲン正面像で，脊柱カーブの上下端にある弯曲方向にもっとも傾く椎体を終椎といい，その間のもっとも突出している椎体を頂椎という．測定法として，広く用いられているものは Cobb 法であり，上位終椎の椎体の上面と下位終椎の下面に接線を引き，その交角をもって側弯の大きさを表す．

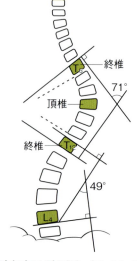

側弯度の計測法（Cobb 法）

装具治療の目的

側弯症に対して，科学的に効果の認められている治療法は，装具療法と手術療法のみである．しかし側弯症に対する装具療法の目的は，弯曲した脊柱を再び真っ直ぐに矯正することではなく，側弯の進行を防止することにある．具体的には，骨年齢が成熟していない状態で側弯が25°～40°までの軽度から中等度までの側弯が主な対象となり，装具で側弯を矯正しながら成長させることによって，骨成熟終了時に側弯が30°～40°以下に抑制されることを目指す．骨成熟が完了すれば（18歳を目安），装具を除去する．弯曲が大きくなった場合などは手術療法へ移行することとなる．

1．ミルウォーキー型装具

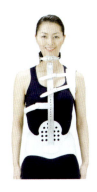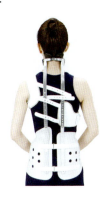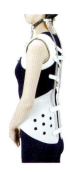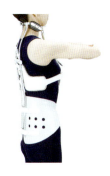

（川村義肢）

特徴 1945年にアメリカで開発された，世界で最初の側弯症のための装具である．骨盤帯と頭部を支持するネックリングを基盤に，胸椎パッドによる3点固定の原理で側弯矯正を行う．ネックリングが衣服の外に見えるため，外観的な問題もあり，現在はあまり処方されない．
適応 胸椎から腰椎まですべてのカーブパターンが対象となる．

2. ボストン型装具（アンダーアーム型）

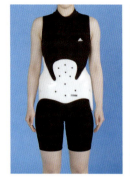
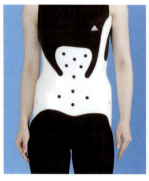
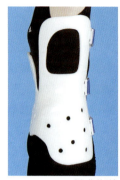

（洛北義肢）

特徴 ミルウォーキー型を基本としてネックリングを外した装具である．側弯症に用いられる最も短い装具で，名前の通り「アンダーアーム（腕より下）」で装着することができ，衣服の下で目立たないように改良されているが，3点固定の原理は維持されている．プラスチックと軟性パッドのみで構成され，金属パーツをほぼ使用しないため，装着感に優れる．

適応 頂椎がT8以下のカーブパターンが対象となる．

3. 大阪医大式OMC装具（アンダーアーム型）

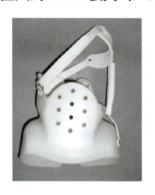

特徴 ボストン型装具同様に，ミルウォーキー型装具を基本としてネックリングを外したアンダーアーム型装具である．さらにボストン型装具に胸椎凹側腋窩パッドを加えている．

適応 頂椎がT8以下のカーブパターンが対象となる．

4. ホールディングブレース

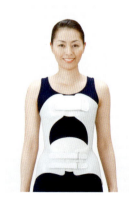
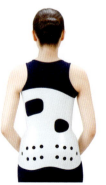

特徴 熱可塑性樹脂を用いたモールド式のトータルコンタクトタイプの前開き装具である．軽度の側弯の保存的治療，手術後の固定に用いられる．

（川村義肢）

下肢装具

4章

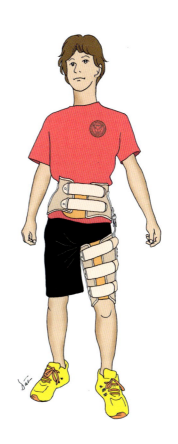

下肢の解剖と機能

　下肢は，体重の支持と歩行運動の二つの機能のために可動域よりも支持性を保つ構造になっている．股関節，膝関節，足関節，足趾関節からなり，これらの関節が筋肉により協調的に働くことで日常生活上のさまざまな動作を可能にし，歩行に重要な役割を果たしている．

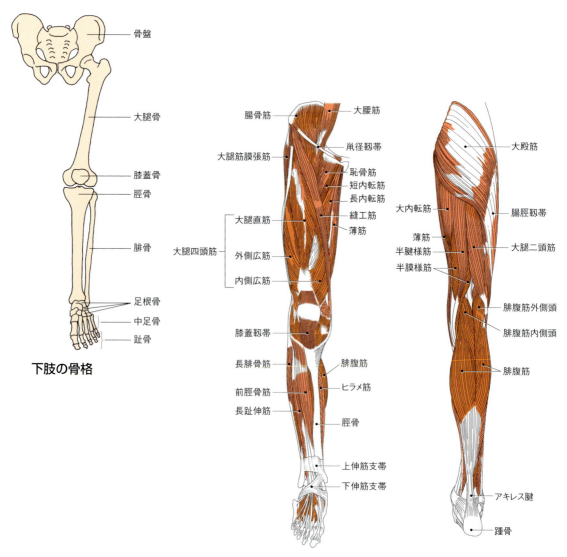

下肢の骨格

下肢の筋（体表面）

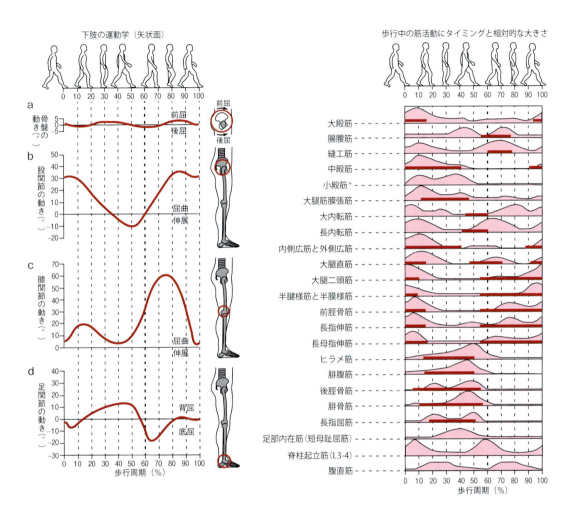

1歩行周期における各関節の動き（矢状面）

歩行中の筋活動のタイミング（赤い横線）と相対的な大きさ（ピンクの部分）

1歩行周期の60％を構成する立脚相と40％を構成する遊脚相における下肢の筋活動のタイミングと相対的な大きさを図示している．

（Meumann DA : Kinesiology of the Musculoskeletal System: Foundations for Rehabilitation, 2e 2nd Edition, 2009 より）

股関節

股関節は体幹と下肢を連結する唯一の関節であり，体重の支持と移動の役割を果たす．大腿骨頭と寛骨臼からなる球関節であり，大腿骨頭が寛骨臼に深く包まれた臼状関節である．このような関節は，可動域が制限されるのとひき替えに，安定性が増す．関節周囲を多数の筋が覆うことで，多様な運動が可能となっている．

装具装着の際に重要な股関節周囲のランドマークを図で示す．

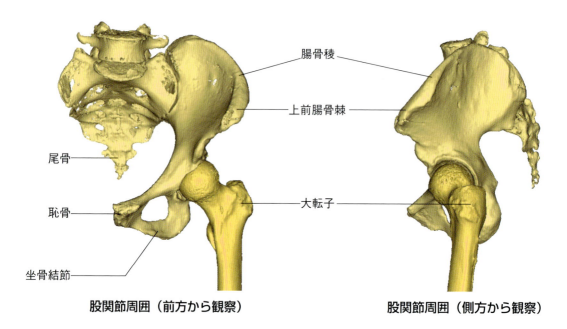

股関節周囲（前方から観察）　　　　**股関節周囲（側方から観察）**

膝関節

膝関節は大腿骨下端の内顆および外顆と脛骨上端の内顆および外顆の間にできる蝶番関節で，関節包の前壁内にある膝蓋骨の後面が前方から加わる．腓骨は関節腔内に露出しない．

装具装着の際に重要な膝関節周囲のランドマークを図で示す．

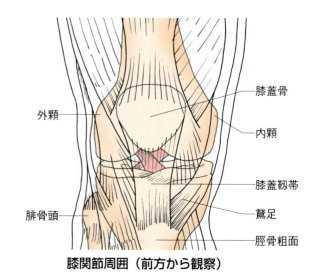

膝関節周囲（前方から観察）

足関節

　足関節（距腿関節）は脛骨の下関節面と内果関節面および腓骨の外果関節面が連なって下方に開く関節窩をつくり，ここに距骨滑車が関節頭として適合してできる蝶番関節である．

　装具装着の際に重要な足関節周囲のランドマークを図で示す．

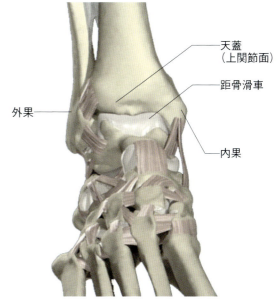

距腿関節
（前方から脛骨・腓骨・距骨のみを観察）

足趾関節

　足根骨遠位列と中足骨底の間の平面関節が足根中足関節であり，リスフラン関節という．隣接する中足骨底の互いに対向する面の間にある平面関節が中足間関節，中足骨頭と各趾の基節骨底との間の球関節が中足趾節関節（MP関節），各趾節骨頭がその遠位の指節骨底と作る蝶番関節が足趾間関節である．

　装具装着の際に重要な足趾関節周囲のランドマークを図で示す．

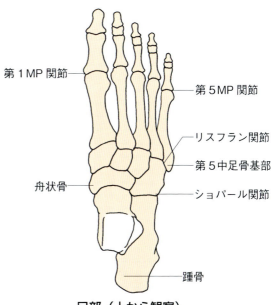

足部（上から観察）

4章 下肢装具

総論

　下肢装具は歩行機能の改善，骨関節疾患の治療を目的として処方され，歩行障害の治療，代償手段として大きな役割を持つ．装具は関節の運動を制限することを基本とし，運動の代償が機械的に行われるので，失われる機能と，得られる機能との兼ね合いのなかで適用が決められる．下肢装具においては変形の矯正，予防や関節運動の制御を目的とした3点支持の原則がよく用いられる．疾患別の装具処方例を表に示す．

疾病や機能障害と下肢装具の効果

疾患分類および障害	対象となる疾患例	装具の役割	得られる効果
骨関節疾患	半月版，靱帯損傷，下肢骨折	制限，固定	局所安静
	ペルテス病，下肢骨折	免荷，固定	局所安静・良肢位の保持
	先天性股関節脱臼	制限	動的自然整復
	先天性内反足	固定	矯正位の保持
変形性疾患	先天性内反足，痙性麻痺	制限，固定	矯正・機能肢位の獲得
足底皮膚損傷	末梢神経障害，閉塞性動脈硬化症	免荷	局所免荷
歩行機能障害	脳卒中，脊髄損傷，末梢神経障害，筋疾患	制限，固定 運動の援助	立脚期の安定，遊脚期のクリアランス改善 筋力の代償
	痙性麻痺	運動の抵抗	異常肢位の矯正

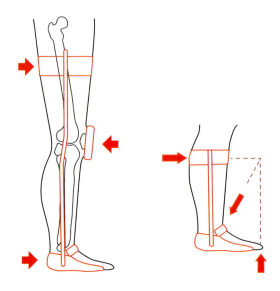

3点支持の原則

主な下肢障害に対する装具処方例

対照疾患	具体的疾患例	装具処方例
1　神経疾患		
1-1　中枢神経疾患 脳疾患・脊髄疾患	脳梗塞，脳出血，能性麻痺，脊髄損傷，二分脊椎	プラスチック製短下肢装具，両側支柱付き短下肢装具，継手付き短下肢装具，長下肢装具，骨盤帯両長下肢装具，股継手付き両長下肢装具
1-2　末梢神経疾患	総腓骨神経麻痺・脛骨神経麻痺・坐骨神経麻痺	足関節装具（軟性・硬性），プラスチック製短下肢装具，両側支柱付き短下肢装具，継手付き短下肢装具，長下肢装具
2　四肢の疾患		
2-1　運動器疾患 股関節疾患	ペルテス病	Tachdjianの三面ソケット股関節外転坐骨支持装具，Pogo-Stick装具など
	先天性股関節脱臼	リーメン・ビューゲル装具，ロレンツ肢位固定装具，フォンローゼン装具など
膝関節疾患	変形性膝関節症	膝装具（軟性・硬性），足底板，ウェッジ付き靴型装具
	前十字靱帯損傷	前十字靱帯用膝装具
	後十字靱帯損傷	後十字靱帯用膝装具
	側副靱帯損傷	両側支柱付き膝装具，膝装具（軟性・硬性）
	反張膝	両側支柱付き短下肢装具，両側支柱付き膝装具，スェーデン式膝装具
	不安定膝	両側支柱付き膝装具，膝装具（軟性・硬性）
足関節疾患	足関節靱帯損傷	足関節装具（軟性・硬性）
	先天性内反足	デニスブラウン・スプリント
	内反足・尖足	プラスチック製短下肢装具，両側支柱付き短下肢装具
大腿骨骨折・膝周囲骨折		坐骨支持長下肢装具，膝装具（軟性・硬性） PTB短下肢装具
下腿骨折・踵骨骨折 アキレス腱断裂		踵骨骨折用装具 アキレス腱装具
2-2　皮膚疾患	糖尿病足など	足底板，免荷装具

　特に脳血管障害に対するリハでは，石神らは早期離床，早期下肢装具処方，起立訓練，ADL訓練（特に食事と排泄の自立）が早期リハプログラムの骨子であると述べている．すでに海外の急性期の脳血管障害治療ガイドラインでも推奨されており，近年では，発症24時間以内に座位・立位訓練を開始することがADLの回復に寄与することが報告されている．これらのエビデンスに基づき，我が国の脳卒中治療ガイドラインにおいても，急性期リハでは装具（長下肢装具：KAFO，短下肢装具：AFO）を用いた起立・歩行訓練が推奨されている．このように，下肢装具は急性期片麻痺患者の歩行確立には必要不可欠である．装具処方にあたっては，改善すべき要素を理解するとともに装具の適応あるいはメリット・デメリットを考慮する必要がある．実際の装具処方にあたっては，リハ医を含むチームで関与し，患者のQOLにも着目して評価することが重要である．

4章 下肢装具

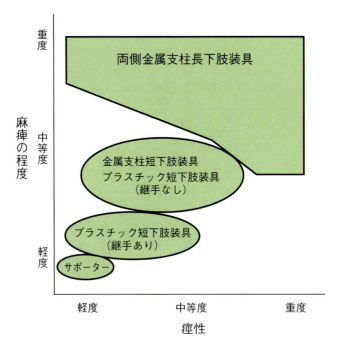

脳卒中と下肢装具の適応

	両側金属支柱短下肢装具	プラスチック短下肢装具（継手あり）	プラスチック短下肢装具（継手なし）
制動・支持	大 ―――――――――――――――――		中〜小
内外反	修正可能 ―――――――――――――――		修正不能
足関節	生理軸に近い ―――――――――――――		生理軸と異なる
調整	可能 ―――――――――――	困難	
耐久性	高 ―――――――――――	低	
重量	重 ―――――――――――――――――		軽
デザイン	かさばる ―――――――――――――	コンパクト	
通気性	良 ―――――――――――――――――		悪

両側金属支柱 AFO とプラスチック AFO の比較

下肢装具の種類

　下肢装具は股関節，膝関節，足関節のいずれかを固定する目的で用いられ，下肢装具の各名称とチェックアウト基準は図のとおりである．装具の全体構成は各体節の支持部とそれらを結合する継手部とがメインフレームであり，その他の要素が追加されて患者ごとの治療目的に適応した装具のデザインが決定される．下肢装具の種類は使用目的や構成材料，適応疾患によって数多く存在し，装着する部位によって分けられる．

　本章では，股装具，膝装具，足装具・靴型装具，長下肢装具，短下肢装具，免荷装具について述べる．

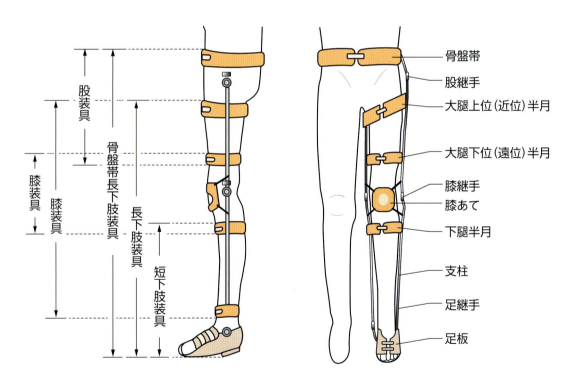

下肢装具の各名称

74　4章　下肢装具

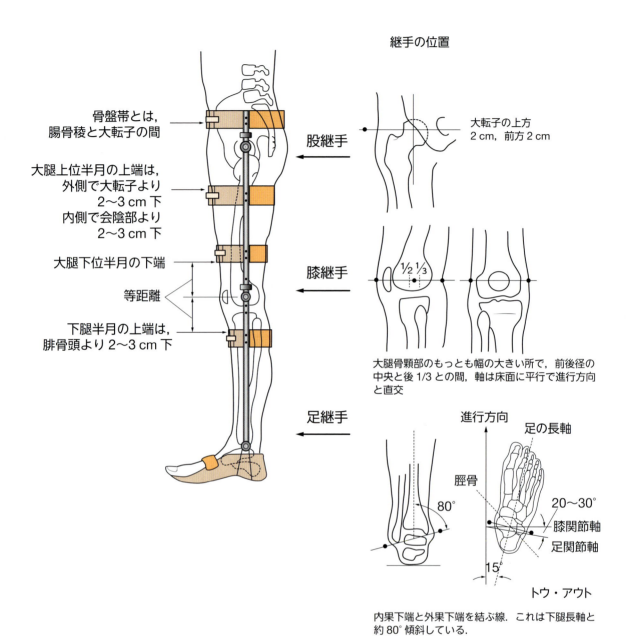

下肢装具のチェックアウト基準

A 股装具

1. 腰仙椎装具付股装具

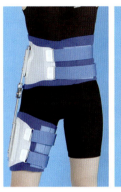
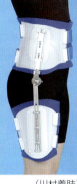

（川村義肢）

目的 股関節の動きの制限，脱臼や亜脱臼予防，股内転予防

適応 股関節疾患術後，人工股関節脱臼後，脳性麻痺による内転筋痙縮

特徴
- 腰椎から大腿部まで覆い，股関節の動きを制限する．
- 股継手の選択により屈曲・伸展運動，内転・外転運動を制限する．
- 内外旋の制御は困難

2. S字支柱付股装具

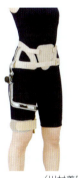

（川村義肢）

目的 立脚期の大転子部の外側偏位を防ぎ，股関節に加わる圧を減少させ，骨頭内圧を低下させる．

適応 股関節疾患術後，人工股関節脱臼後，脳性麻痺による内転筋痙縮

特徴
- 股継手部でノブネジを調節することで，大転子部に圧迫をかけながら外転を保持できる．
- 屈曲はフリー，伸展は0°で制限させる．
- 内外旋の制御は困難

3. プラスチックモールド

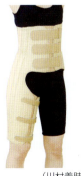

（川村義肢）

目的 股関節の全体的な固定

適応 股関節疾患術後，人工股関節脱臼後，脳性麻痺による内転筋痙縮

特徴
- 身体の輪郭に合わせて作製されるため，固定がしっかりとできる．
- 全体的に薄いスポンジが貼っているため，装着感がよい．

4. ヒッププロテクター

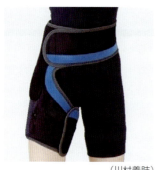
（川村義肢）

目的 股関節疾患術後の脱臼や亜脱臼予防，関節保護
股関節の軽度の固定・動きの制限

適応 股関節疾患術後，人工股関節脱臼後

特徴
・軟性素材で作製されているため，軽量でフィット感がよい．
・固定力が弱い．
・股継手を採用することにより任意角度設定が可能
・内転防止用支柱を装備している．

5. ヒップOAサポーター

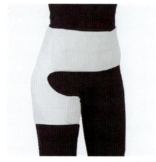
（川村義肢）

目的 関節の保護，骨頭の外方偏位の低減

適応 股関節疾患術後，人工股関節脱臼後

特徴
・薄い素材のため，着膨れせず，装着が目立たない．
・固定力が弱い．

6. リーメンビューゲル型

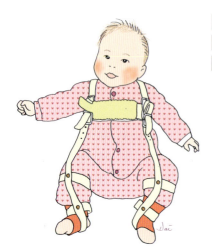

目的 乳幼児の先天性股関節脱臼の治療

適応 1歳児未満頃までの先天性股関節脱臼

特徴
・柔らかいバンドで股関節を屈曲開排位に保持させる．
・下肢を動かすことにより脱臼を自然修復する．

7. ローレンツ型

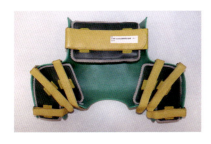

|目的| 乳幼児の先天性股関節脱臼の治療
|適応| 先天性股関節脱臼
|特徴|
- 股関節を90°屈曲，90°外転位に保つ．
- プラスチック製のため，水洗いでき，清潔に保つことができる．

8. ランゲ型

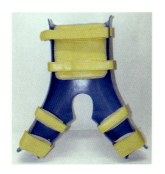

|目的| 乳幼児の先天性股関節脱臼の治療
|適応| 先天性股関節脱臼
|特徴|
- 股関節を内旋，外転位のランゲ型肢位に固定する．
- プラスチック製のため，水洗いでき，清潔に保つことができる．

9. バチェラー型

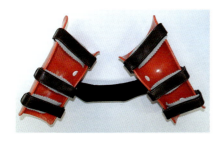

|目的| 乳幼児の先天性股関節脱臼の治療
|適応| 先天性股関節脱臼
|特徴|
- 股関節を内旋位に保持する．
- 中央のバーによるスライド機構により，股関節の外転角が調節できる．
- 股関節の屈曲ができるため，装着したまま座位がとれる．

10. フォンローゼン型

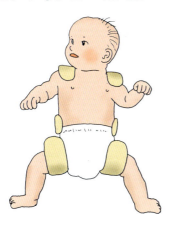

|目的| 乳幼児の臼蓋形成不全の治療
|適応| 臼蓋形成不全
|特徴|
- 股関節を屈曲90°，外転30〜45°で保持でき，股関節の正常な発達を促進できる．
- 大腿部の外転用スライドバーとビーズコードにより容易に調整ができるのに加えて，調整後はしっかりと固定できる．

11. H・A・S (Hip Abduction Splint)

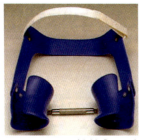
（中村ブレイス）

目的 脳性麻痺児のはさみ足の矯正
適応 脳性麻痺
特徴
・構造が簡単で，着脱も容易
・軽量である．
・耐久性に優れている．
・症状に応じた外転角度の調節が可能
・洗浄ができ衛生的

股継手の種類

1. フィラワー1軸

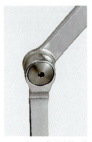
（川村義肢）

特徴
・屈曲・伸展ともフリーの継手である．
　ベアリングによりスムーズな動きができる．外転角が25度ついている．
・コントロールパネルをつけることによりダイヤルロックの機能を追加できるが，細かい可動域指定には対応していない．

2. フィラワー2軸

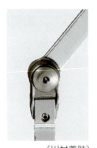
（川村義肢）

特徴
・屈曲・伸展ともフリーの継手である．
　ベアリングによりスムーズな動きができる．
・蝶番継手により外転方向へはフリーに動き，止めネジにより内転角度を制限できる．

3. 遊動

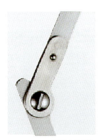
（川村義肢）

特徴
・伸展制限のついた一軸の継手である．
　伸展制限は通常0°である

4. リングロック

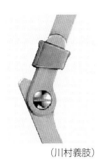
（川村義肢）

特徴
- 伸展制限のついた一軸の継手である．
- 通常伸展制限は 0° である．
- 伸展時に輪止めによりロックすることができる．

5. ダイヤルロック

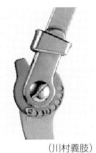
（川村義肢）

特徴
- 伸展制限角度の変更ができる一軸の継手である．
- 伸展時に輪止めによりロックすることができる．

B 膝装具

1. 金属支柱タイプ

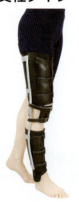
(川村義肢)

目的 膝関節拘縮や側方不安定性による膝関節動揺の防止

適応 内側側副靱帯損傷，外側側副靱帯損傷，膝不安定症，膝関節拘縮

特徴
・膝継手により，さまざまな症状に対応できる．
・膝パッドにより3点支持での矯正が可能

2. 金属支柱ターンバックル付

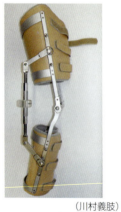
(川村義肢)

目的 膝関節伸展拘縮，屈曲拘縮の改善

適応 膝関節拘縮

特徴
・ターンバックルにより膝継手の角度を任意の角度で固定できる．
・膝パッドにより3点支持での矯正が可能

3. プラスチックジョイントタイプ

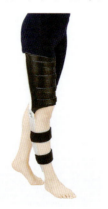
(川村義肢)

目的 膝の不安定性による動揺性の防止

適応 内側側副靱帯損傷，外側側副靱帯損傷，膝不安定症

特徴
・軽量
・下肢を型にはめて作るため，装着感が優れている．

4. レーマン

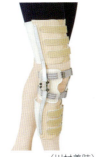
(川村義肢)

目的 側方動揺性の防止
適応 前十字靱帯損傷，後十字靱帯損傷，内側側副靱帯損傷，外側側副靱帯損傷など
特徴
・膝継手が角度を任意で固定できる機能を有する2軸構造となっているため，生理的な膝関節の運動ができる．

5. スウェーデン式

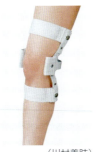
(川村義肢)

目的 反張膝の矯正
適応 反張膝
特徴
・軽量
・装着が容易
・膝継手により容易に座ることができる．

6. Donjoy Brace

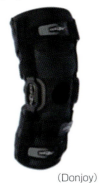
(Donjoy)

目的 膝の動揺性の防止
適応 前十字靱帯損傷，後十字靱帯損傷，内側側副靱帯損傷，外側側副靱帯損傷など
特徴
・前十字靱帯・後十字靱帯・側副靱帯損傷などによる膝の動揺性を防ぐ．
・屈曲・伸展角度で固定・調整が可能
・水に強く，海水での使用も可能

7. 硬性装具（ゲニュアレクサ）

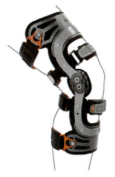
(ottobock)

目的 膝の前後左右の動揺性を強固に固定する
適応 前十字靱帯損傷，後十字靱帯損傷，膝複合損傷など．
特徴
・膝継手と一体型のアルミフレームにより軽量
・膝継手は角度調節チップにより工具なしで固定，屈曲・伸展制限，フリーなど角度調節機構を有する．
・脛骨パッドにより脛骨の前方への負担を軽減させ，装具の回旋を防ぐ．

8. CB ブレース

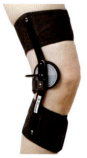
（佐喜眞義肢）

目的 変形による膝関節アライメント異常を3点支持矯正する．

適応 変形性膝関節症など．

特徴
- 軽量で多軸継手により可動範囲が広い．
- 膝関節の3点支持矯正により，関節炎症面の負荷を軽減させる．
- 装着が容易な懸垂ベルトによりズレにくい．

9. 軟性装具

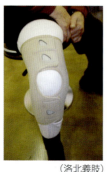
（洛北義肢）

目的 アルミ支柱により膝関節の側方の動揺を防ぐ．

適応 変形性膝関節症など．

特徴
- メッシュ素材のため，通気性に優れている．
- 前開き式で装着しやすい．
- さまざまなストラップを装着することで，あらゆる症状に対応できる．

10. 軟性装具（ACL損傷用）

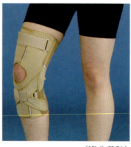
（洛北義肢）

目的 下腿の前方引き出しを防ぐ．前方動揺性の制動

適応 前十字靱帯損傷など．

特徴
- メッシュ素材のため，通気性に優れている．
- 前開き式で装着しやすい．
- 下腿後面上方でストラップをクロスさせる．

11. 軟性装具（PCL損傷用）

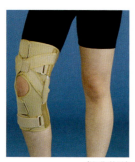
（洛北義肢）

目的 下腿の後方引き出しを防ぐ．後方動揺性の制動

適応 後十字靱帯損傷など．

特徴
- メッシュ素材のため、通気性に優れている．
- 前開き式で装着しやすい．
- 下腿後面上方でストラップをクロスさせる．

12. 軟性装具（膝蓋靱帯炎など用）

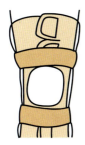

目的 膝蓋靱帯部の牽引作用を軽減させる

適応 内側側副靱帯損傷，外側側副靱帯損傷，膝不安症，変形性膝関節症など．

特徴
・メッシュ素材のため，通気性に優れている．
・前開き式で装着しやすい．
・膝蓋腱部をストラップで圧迫させる．

13. 軟性装具（MCL損傷用）

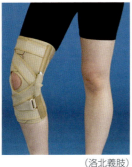

（洛北義肢）

目的 膝関節の外反動揺を防ぐ．

適応 内側側副靱帯損傷，変形性膝関節症など．

特徴
・メッシュ素材のため、通気性に優れている．
・前開き式で装着しやすい．
・膝関節の内側でストラップをクロスさせ、外反ストレスを減少させる．

14. 軟性装具（LCL損傷用）

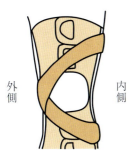

目的 膝関節の内反動揺を防ぐ

適応 外側側副靱帯損傷，変形性膝関節症

特徴
・メッシュ素材のため，通気性に優れている
・前開き式で装着しやすい．
・膝関節の外側でストラップをクロスさせ、内反ストレスを減少させる．

15. 軟性装具フリー支柱

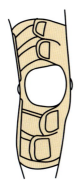

目的 アルミ支柱により動揺性を防止する．

適応 膝不安定症，変形性膝関節症など．

特徴
・メッシュ素材のため、通気性に優れている．
・前開き式で装着しやすい．
・内外側面に支柱がついている．
・継手部分はオフセット構造になっている．
・屈曲・伸展制限はできない．

16. 軟性装具ダイヤルロック支柱

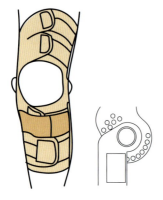

目的 下腿の前方引き出しを防ぐ．前方への不安定性の制動

適応 後十字靱帯損傷，変形性膝関節症など

特徴
- アルミ支柱により動揺性を防止する．
- メッシュ素材のため，通気性に優れている．
- 前開き式で装着しやすい．
- ダイヤルロックにより伸展・屈曲角度を制限できる．
- 下腿前方ベルトにより，下腿の前方引き出しを防止する．

17. 軟性装具アウトリガー付ダイヤルロック支柱

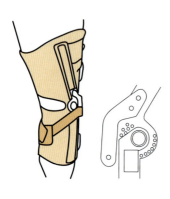

目的 下腿の後方引き出しを防ぐ．後方への不安定性の制動．アルミ支柱により側方動揺を防ぐ．

適応 前十字靱帯損傷，後十字靱帯損傷，膝複合損傷など．

特徴
- メッシュ素材のため、通気性に優れている．
- 前開き式で装着しやすい．
- 内外側面に支柱がついている．
- 下腿後面に前方引き出しベルトがある．
- アウトリガー付ダイヤルロックにより，膝屈曲30°より下腿を前方に引き出す作用がある．
- アウトリガー付ダイヤルロックにより伸展・屈曲角度を制限できる．

18. 軟性装具コロピタ支柱

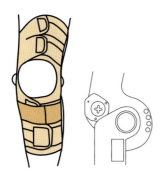

目的 下腿の前方引き出しを防ぐ．前方への不安定性の制動．アルミ支柱により側方動揺を防ぐ．

適応 前十字靱帯損傷，変形性膝関節症など．

特徴
- メッシュ素材のため、通気性に優れている．
- 前開き式で装着しやすい．
- 内外側面に支柱がついている．
- 下腿前面に前方ベルトがある．
- プラスドライバーで膝関節角度の調整ができる．
- 大腿支柱に伸展・屈曲制限用のネジ穴があり，伸展制限にはネジとコロピタ（伸展角度制限パーツ／三角形）を，屈曲制限にはネジとスペーサーを取り付けて制動する．

19. ニースプリント

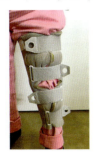

| 目的 | 膝関節を伸展位で固定 |
| 適応 | 人工膝関節置換術術後，膝蓋骨骨折など． |

特徴
- 両側面には細めのアルミステー，平面には副木用の硬化アルミステーを使用しているため確実な固定が可能
- フロントオープンのため，装着が容易

20. デュークシンプソン

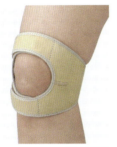

（川村義肢）

| 目的 | 膝関節の内圧を上げる． |
| 適応 | 変形性膝関節症など． |

特徴
- 後ろにパッドを内装しているため，膝関節の屈曲運動が容易にできる．

21. パランボ

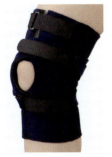

（川村義肢）

| 目的 | 膝蓋骨の固定 |
| 適応 | 膝蓋骨脱臼など． |

特徴
- 膝蓋骨を内外側へパッドで引っ張ることでしっかりと矯正する．

22. パテラバンド

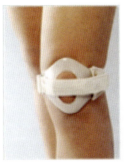

（中村ブレイス）

| 目的 | 膝蓋大腿障害の予防，膝蓋骨亜脱臼の予防 |
| 適応 | 膝蓋骨脱臼など． |

特徴
- シリコーンパッドが肌に密着し，膝蓋骨の外側偏位を防ぐ．

23. 膝蓋靱帯保護用装具

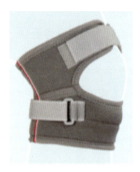

|目的| 膝蓋靱帯部の牽引作用の軽減
|適応| 膝蓋靱帯炎，オスグッド・シュラッター病など．
|特徴|
・立体形状の膝蓋靱帯パッドと周回ベルトで膝蓋靱帯の牽引作用を緩和させる．
・膝関節の動きを妨げない，コンパクト設計
・膝蓋腱を押さえることにより，膝蓋腱付着部へかかる負荷を軽減する．

24. オスグッドシュラッターバンド

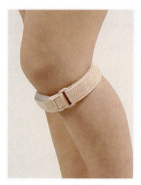

（中村ブレイス）

|目的| 膝蓋靱帯部の牽引作用の軽減
|適応| 膝蓋靱帯炎，オスグッド・シュラッター病など．
|特徴|
・パッドの圧迫力・位置調整が可能
・膝蓋靱帯部の圧迫により脛骨粗面への牽引作用を緩和させる．

C 足装具と靴型装具

足の構造と変形

・横アーチ低下

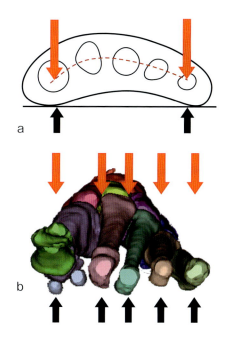

a) 正常では，アーチの両端にある母趾と小趾で体重を支えている．
b) MTP関節の関節包，中足骨横靱帯の弛緩が生じると，中足骨が横に広がり，横アーチが消失して，開張足を呈するようになる．開張足だけでなく外反母趾，内反小趾が伴うことが多い．その結果，中足骨頭は足底方向に突出するため，第2，3，4中足骨頭にも荷重がかかるようになり，足底部に胼胝が形成される．

・縦アーチ低下

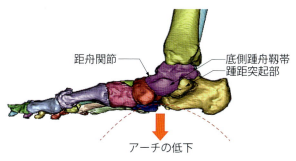

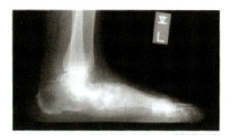

ショパール関節内側の距舟関節の弛緩，底側踵舟靱帯の伸長，距骨下関節の踵距突起部自体の骨破壊により距骨が内下方に落ち込んで，内側縦アーチが平坦化する．

足部側面（立位）では，足関節の関節裂隙の狭小化，距骨下関節の隙消失を認める．距骨および舟状骨がか下方へ偏位し，縦アーチが消失している．

88　4章　下肢装具

・外反扁平足

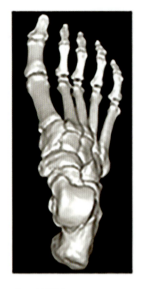
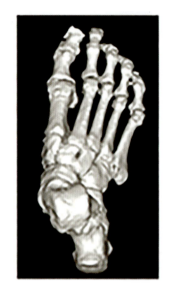

左：正常足
右：外反扁平足．距骨の内側への沈下に伴い，前・中足部も回内し，踵骨は外反する．

・関節リウマチに伴う足部変形

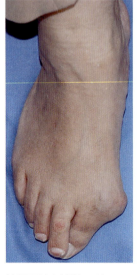
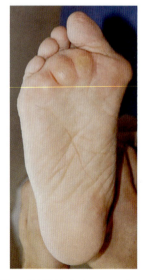

外反母趾と外側4趾MTP関節の背側脱臼を生じ，足底には有痛性の胼胝ができる．
フローリングの上を歩くときの痛みは，「ビー玉を踏みながら歩くよう」と表現される．

・ハンマートウ

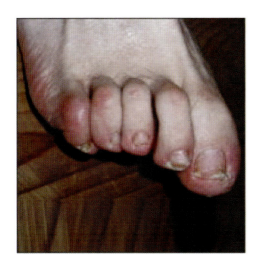

・シャルコー足変形

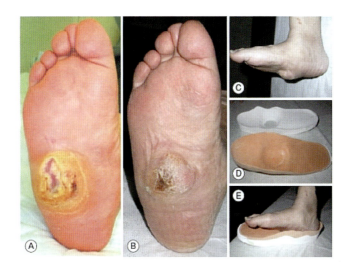

足装具

1. アーチサポート

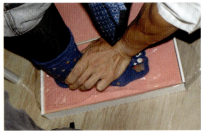

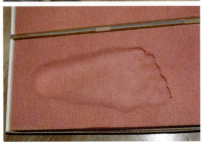

目的 足部の縦アーチや横アーチを支持する.

適応 骨折, 開張足, 扁平足, 足底腱膜炎, 外反母趾など.

特徴
足底挿板やインソール, アインラーゲとも呼ばれ, 扁平足や開張足などに対して使用される. 装着しやすいように足の甲周りにベルトをつけたタイプもある. コルク, プラスチック, シリコン, 炭素繊維, EVA, スポンジ, ゴムなどさまざまな素材で工夫されてつくられ, フルタイプ, ハーフタイプがある. 表面に天然皮革, 人工皮革, 合成皮革などで覆ったものや, 抗菌防臭素材を使ったもの, 弾性力, 反発力, 衝撃吸収力を勘案したものなど, 最新の素材で研究が進んでいる.

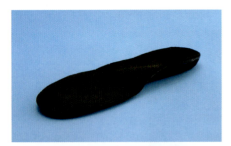

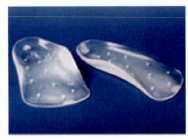

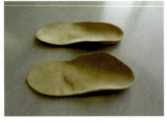

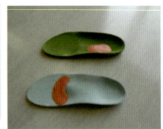

オーダーインソール

2. ランゲ型，トムライゼン型

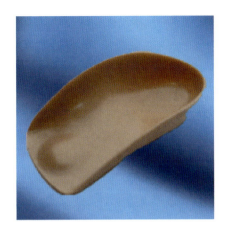

目的 足部の縦アーチや横アーチを支持する．
適応 扁平足や外反扁平足に使用する．
特徴
ランゲ型……内側の縦アーチと横アーチを支える．
トムライゼン型……縦アーチを支える．
プラスチックで作製されている．

3. 補　高

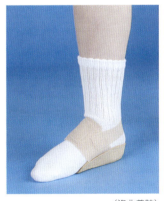

（洛北義肢）

目的 踵の部分が高くなるように補う．
適応 脚長差など．
特徴
足にかかる負担を和らげたり，脚長差を補正するために使われる．
内側・外側の一方を高くしてアーチが付いたものもある．
シリコンなど，さまざまな素材で工夫されている．

4. メタタルザルサポート

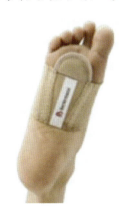

目的 第2〜4足中骨頭部に近い位置を持ち上げて支持
適応 足部の横アーチ低下や開張足など．
特徴 インソールタイプ，サポータタイプがある．

5. ラテラルウェッジ（外側くさび）／メディアルウェッジ（内側くさび）

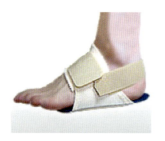

目的 足底面で，装具の外側を高くしたもの，または内側を高くしたもの．

適応 変形性膝関節症やO脚，X脚などに用いる．

特徴
シリコン，コルク，EVAなどさまざまな素材で工夫されている．

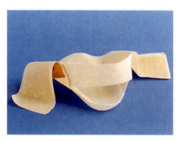

（中村ブレイス）

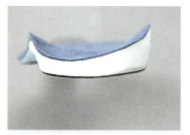

足踵後方からみた状態

6. 外反母趾用

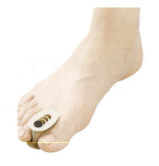

（川村義肢）

トゥースプレッダータイプ

目的 外反母趾治療

適応 外反母趾，第5趾の内反予防

特徴
プラスチックでつくられた牽引力を調整できる3点支持タイプのナイトスプリントや第1趾と第2趾の間にスポンジやゴム製のパッドを挿入するタイプ，伸縮性の軟性素材でつくられた装具などがある．
外反母趾の症状や程度により使い分けされている．

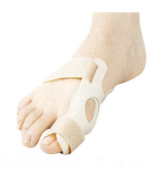

（川村義肢）

予防・治療用

7. ハンマートウ用

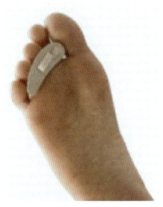

目的	ハンマートウ(槌趾)の治療,進行予防
適応	槌趾
特徴	

足趾の関節部にまだ十分な可動性がある場合は,適正な趾の線にそって,適度な圧迫をかける.
シリコンなど,さまざまな素材で工夫されている.

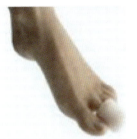

トゥーキャップタイプ

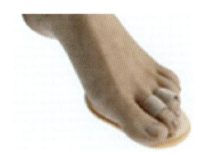

トゥーレギュレータータイプ

まとめと適応

	趾間装具	外反母趾	足底補高	足底板	整形靴	特殊靴
外反母趾	○	◎		◎	◎	
ハンマートウ	◎			◎	◎	
内反小趾	◎			◎		
モートン病	◎			◎		
第2趾つけ根の痛み	○			◎		
踵骨棘				◎		
足底部の痛み				◎	◎	
踵骨の内外反				◎	○	◎
変形性膝関節症	◎			◎		
リウマチの足部変形	◎			◎		
糖尿病的足				◎	◎	◎
尖足・脚長差			◎	◎		◎

靴型装具

目的
① 起立歩行時の足部バランス改善
  a. 変形の支持もしくは順応
  b. 変形の矯正
  c. 矯正ギプスおよび術後矯正肢位の維持
  d. 脚長差および足長の補正
② 過度の圧迫に対する免荷
  a. 疼痛部（患部）の保護
  b. 疼痛性または不安定な関節の運動制限
  c. 荷重の再分配によるストレスの解消

適応
- 外反母趾，槌指，鷲指などの足趾の変形
- 扁平足，凹足，凸足など
- モートン病，糖尿病，ビューゲル，痛風などによる胼胝，潰瘍，除痛，除圧
- リウマチなどによる足趾変形
- 脚長差やアライメントなどの補正

特徴

靴の構造と名称

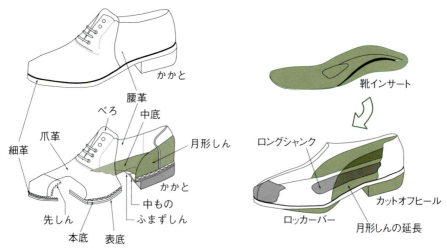

一般的に用いられる革靴の構成要素の名称（左）は靴型装具でも同様に用いられる．
靴型装具に特化した構成要素（右）は一つの例であり他の要素が組み込まれることもある．
　かかとをつけると足関節がわずかに底屈位になり，軽度の尖足と下垂足は補正できる．また，遊脚期での足関節背屈において，前脛骨筋の効率を改善する．

靴の補正

靴の補正において，まず，靴の作りそのものに関する以下の3点に配慮すること．
1．月形しんの強度を高め延長する（特に靴インサートにアーチサポートをつける際には土台が必要なため）．
2．シャンクを強固にし，中足指節間関節付近まで延ばすこと．
3．先芯は槌指・鷲指変形に備え，大きめにすること．
これらを踏まえておかなければ，以下の補正は無意味となる．

内部からと外部からの補正がある．内部補正の基本はアーチとパッドによる矯正と除圧である．アーチには矢状面方向（底背屈方向）の縦アーチと前頭面方向（内外反方向）の横アーチがある．それぞれ，代表例を下に示す．

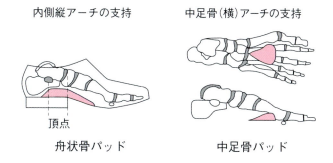

外部補正は，1．ヒール，2．足板・本底，3．各所素材の選定，などが代表例である．もちろん，両者を組み合わせ，素材を工夫し，除圧したい部位を除圧する．

ヒールの種類

① SACH・ヒール

クッション性のある材質（スポンジ・クレープゴム）を挿入する．踵接地時の衝撃吸収および踏み返しが容易になる．踵骨棘，踵骨骨折に用いられる．

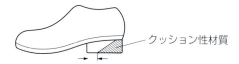

②フレア・ヒール

内側または外側のかかとに1cm程度のフレアをつける．踵接地の安定もしくは矯正に用いられる．

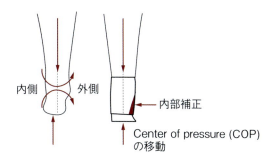

内反足に適応する外側フレアヒールの例

③ウェッジ・ヒール
　ボールジョイント線（第1中足骨頭と第5中足骨頭を結ぶ線）までふまずしんに沿ってヒールをつける．内反尖足，外反扁平足，凹足に用いられる．O脚，X脚にも適用．

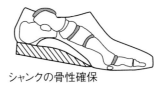
シャンクの骨性確保

④トーマス・ヒール
　かかと内側前面を舟状骨直下まで1.5cm程度延長する．内側ウェッジヒールとの併用が多い．内側縦アーチの支持性が増強する．

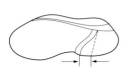
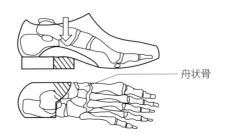
舟状骨

⑤逆トーマス・ヒール
　かかと外側前面を第5中足骨基部まで1.5cm程度延長する．踵立方関節，立方中足関節および第5中足趾節関節の支持に用いる．

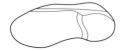

⑥カットオフ・ヒール
　踵後縁を丸く削る．ロッカーバーとの併用が多い．踏み返しが容易になる．

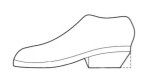
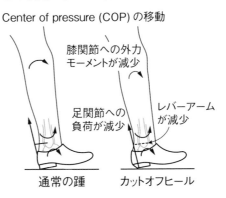

Center of pressure (COP) の移動
膝関節への外力モーメントが減少
足関節への負荷が減少
レバーアームが減少
通常の踵　　カットオフヒール

その他のヒール

トルクヒール：
　脳性麻痺児などにみられる接地時に足関節が内または外旋するそとわ歩行やうちわ歩行を防ぐ目的で使われる．5，6枚の羽を円形に配列したゴムをヒールにつける．

キールヒール：
　踵の両側に楔状のスポンジゴムを挿入し，回旋した足関節でも踏み返しを容易にする．耐久性に問題がある．

足板・本底

補高
　ヒールとともに、脚長差を補正する．2 cm 程度までは積極的に補高する必要のないときが多い．補高の程度は，矯正側に本などを引き，その上に立たせたり，足踏みをさせたりして決める．

ふまずしん（シャンク）

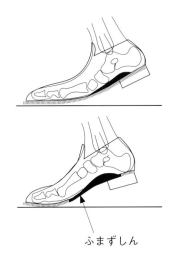

ふまずしん

　尖足や内反足の矯正の要ともいえる部品であり応力が集中する部分である．
　強い矯正力を必要とする場合はふまずしん（シャンク）が必要である．また，強い痙性麻痺患者などでは足板の応力集中部に疲労による脆性破壊が生じる危険性があり，このような場合には補強部材を溶接し，トラス構造（節点をすべてピン接合とする）とすることで強度を高める必要がある．

ロッカーバー

足部全体に対し、接地から踏み返しまでの足圧中心移動を円滑にする。足板を船底状にし、足底接地から足指離地までの踏み返しを容易にし、足部の関節への負担を減じる。

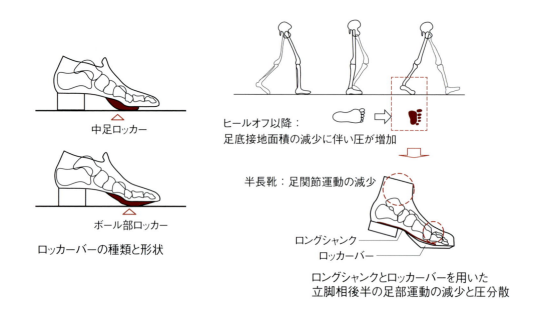

メタタルザル・バー

横方向のアーチを維持するために使う．実際には，ほとんど内部補正装具として使われる．足底をわずかに凸にする場合としてあげておく．

内・外側ウエッジ

内外反の矯正に用いる．ヒール部と合わせて適合させるので，ヒールの説明部分を参照のこと．

内・外側フレア

踵地面の安定もしくは矯正に用いる．ヒール部と合わせて適合させるので，ヒールの説明部分を参照のこと．

素材の選定

硬性素材，弾性素材，粘性素材を用いたときのそれぞれの接地時の概念図を示す．これを参考に，除圧と加圧部位を考え，ヒールと足底の素材を決定して欲しい．

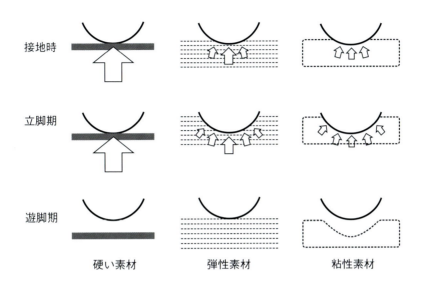

1.【内反足装具】デニスブラウン型

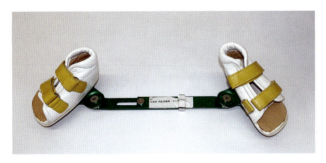

目的 足部変形の矯正
適応 足部変形の矯正，内反足
特徴
股関節を内旋，外転位のランゲ型肢位に固定する．デニスブラウン型では，内反足の治療やその他，尖足や凹足，下腿内捻などの足の変形を矯正する装具である．
両足を金属の支柱で結び，足部の間隔や角度などを自由に調節することができる．

2. 長靴

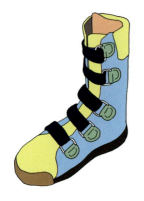

|目的| 足部，足関節変形の予防，矯正
|適応| 内反足，下肢麻痺など．
|特徴|
長靴とは高さが，足関節から下腿の3分の2までかかるもの．

3. 半長靴

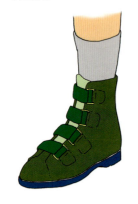

|目的| 足部，足関節変形の予防，矯正
|適応| 内反足，下肢麻痺など．
|特徴|
足関節の上部まで覆う高さで，編み上げ靴とも呼ばれる．

4. チャッカ靴

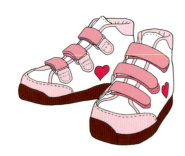

|目的| 足部，足関節変形の予防，矯正
|適応| 内反足，下肢麻痺など．
|特徴|
高さが足関節までのもの．

5. 短靴

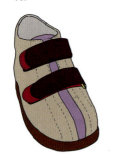

|目的| 足部、足関節変形の予防、矯正
|適応| 内反足，下肢麻痺など．
|特徴|
足関節よりも低い高さのもの．

6. 足袋型

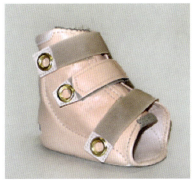

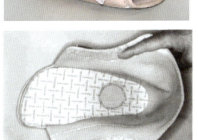

|目的| 足部変形の予防，矯正
|適応| 内反足，下肢麻痺など．
|特徴|
下腿から足部を包み込むように装着する装具

7. 補　高

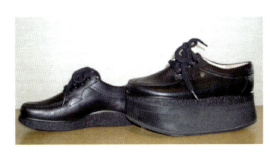

|目的| 脚長差の矯正
|適応| 骨折，変形性股関節症，人工関節置換術後などの脚長差
|特徴|
左右の脚の長さに差があるときに使用する．
中敷きを使って補高する場合と，靴底で補高する場合，または両者を併用することもある．踵に硬質スポンジなどで厚さを増している．

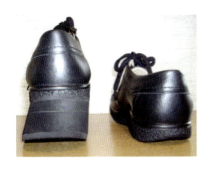
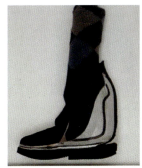
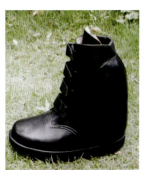

8. ロッカーソール靴

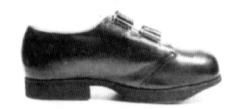

目的 踏み返しをスムーズにする．
適応 足趾変形，変形性足関節症
特徴
前足部，足趾を免荷できるようにする．

9. 靴　底

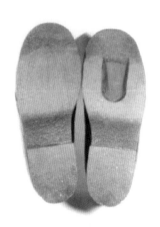

目的 前足部，足底病変の免荷保護
適応 足趾変形，骨折など．
特徴
ロッカーソール靴の免荷をより強度に保持できる．

D 長下肢装具

長下肢装具 (knee ankle foot orthosis：KAFO，long leg brace：LLB)

身体障害者福祉法での名称分類
- 両側支柱
- 片側支柱
- 硬性
- X脚またはO脚用

装具JIS用語(ISO)での名称分類
- 両側支柱付長下肢装具
- 片側支柱付長下肢装具
- 坐骨支持長下肢装具
- 機能的長下肢装具 (UCLA式)
- プラスチック長下肢装具

1. 両側支柱付長下肢装具

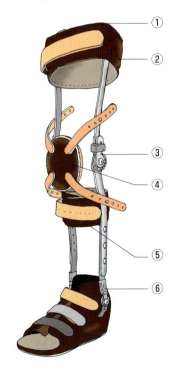

名称
① 大腿近位半月
② 大腿遠位半月
③ 膝継手
　（リングロックまたは3way
　リングロック）
④ 膝当て（膝パッド）
⑤ 下腿半月
⑥ 足継手

特性 下肢の支持性を最も得られる装具である．膝継手，足継手を選択でき，調節可能な継手を用いることによって，固定から遊動に至るまでの調節が可能である．歩行時の膝折れがある程度消失した場合にはカットダウンを行い，短下肢装具として用いることが可能である．

用途・目的 片麻痺者に対し，早期に起立・歩行を実施するために用いる．あるいは，脊髄損傷者や対麻痺者に対して，起立・歩行を行うために用いる．

適応 脳血管障害による麻痺，脊髄損傷，多関節不安定症など．

特徴 長下肢装具によって支持が得られることで，起立・歩行が可能となり，理学療法においても介助量軽減の役割を果たす．介助量が重度の場合は，膝継手固定を行うことで，歩行を始めとする運動量の確保を可能とさせる．介助量軽減，もしくは反対下肢（健側）の支持性が十分となった際には，膝継手を固定から遊動に変更したり，足継手の底背屈制動を調節していく．

支柱の位置は大腿・下腿の中心線と一致させる．その外側支柱の高さは大転子より3から5cm下方，内側支柱は会陰より3から5cm下方までとする．しかし，ADLで使用するときはトイレ，椅子，車いす乗車時などを勘案してきめること．大腿上位半月は支柱の高さと一致させる．大腿下位半月は膝継手を中心に下腿半月と等距離の位置に取り付ける．

膝継手位置は大腿骨顆部のもっとも広い部分の高さとし，顆部前後径の後方から1/2と1/3の間にとる．軸は必ず前額面・床面と平行にする．継手はリングロックまたはスイスロックによって伸展位で固定できるようにする．

足継手は脛骨内果の後方下端部と腓骨外果の突出中央部に一致させる．軸は足部長軸と直角，床面と平行にとる．

両側の支柱を接続し，靴に連絡し，両者にかかる力を伝える部分をあぶみと呼ぶ．このあぶみと靴の固定には，靴の足底にはシャンクというふまずしんをMP関節にまでのばし強固に固定される．

通常短靴は，オクスフォード靴が使われる．Median strong counter（内側の強固なかかと），rigid long shank（固く長い土踏ず），wide toe box（広いつま先）は必須である．特に，シャンクはみえないので，つま先を床に押し当て，チェックするとよい．

2．片側支柱付長下肢装具

両側支柱付長下肢装具の支柱が片側のものである．

| 特性・用途・目的 |

片側支柱であるため強度が両側支柱付長下肢装具よりも弱く，矯正力も低下するため注意が必要である．

3．股継手付長下肢装具

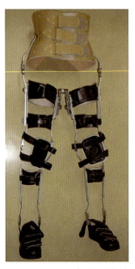

（マキタ義肢）

| 用途・目的 | 両下肢と体幹に麻痺がある患者に対し起立・歩行訓練を実施するために用いる．

| 適応 | 脊髄損傷や対麻痺者，脳性麻痺

| 特徴 | 長下肢装具にスライド式やヒンジ式の股継手を付け，起立・歩行訓練を実施する際に用いる．体幹の保持のために，体幹装具を継ぎ足すこともある．理学療法士の介助量軽減が大きく，歩行訓練量を増やせる．患者が習熟すると，介助なしで実用歩行もできるようになる．

4. 硬性長下肢装具

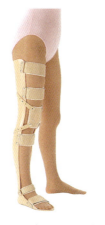

（日本義肢協会）

用途・目的 就寝時に用いる矯正用装具である．

適応 脳血管障害などによる片麻痺，下肢麻痺など．

特徴 下肢後面全体をプラスチックでモールドしたもので，膝関節および足関節を固定した装具である．

5. X脚，O脚矯正用

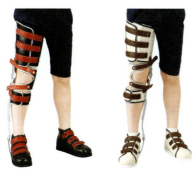

（川村義肢）

X脚　　O脚

目的 膝関節内外反の矯正を行う装具である．

適応 X脚，O脚，外反膝，内反膝

特徴

X脚：外側に金属支柱を用いて，膝関節内側部に膝当てを用い3点固定で矯正を行う．

O脚：内側に金属支柱を用いて，膝関節外側部に膝当てを用い3点固定で矯正を行う．

6. 機能的長下肢装具（UCLA式）

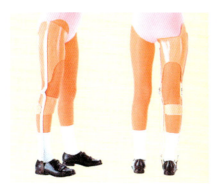

（日本義肢協会）

目的 膝伸展筋力の低下がある場合，膝関節を固定せずに歩行できる．

適応 ポリオや下肢弛緩性麻痺

特徴 大腿部には四辺形ソケットによる坐骨支持．膝下にはプレティビアルシェルが装着されており，オフセット膝継手を使用している．

膝継手

1. ロック式

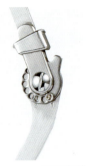
（川村義肢）

1）ダイヤルロック：継手が円盤状になっており，固定ネジを調節することによって，屈曲位でのロックする角度を調節できる継手である．

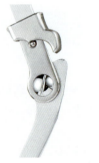
（川村義肢）

2）3WAYジョイント：①膝関節伸展位でのロック，②軽度屈曲位で制動がかかり，膝関節伸展位から屈曲20°程度までがフリーであるもの，③膝関節フリー．以上の3機構からなる継手である．

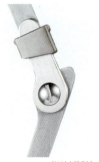
（川村義肢）

3）リングロック：下腿支柱と大腿支柱をリング状の金具で固定すると膝関節は伸展位でロックされる．ロックを外すと，膝関節は屈曲フリーとなる．

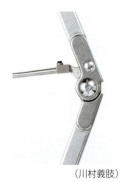
（川村義肢）

4）スイスロック：内外側の継手を同時にロック・解除することができる．対麻痺などで両長下肢装具を使用し，両手がふさがっている場合に，椅子にループ状のレバーを引っかけることによりロックを解除し，座ることができる．

2. オフセット式

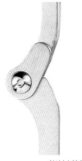
(川村義肢)

支柱の中心軸から継手中心軸が後方に位置しているもの．立脚相において，大腿支柱に荷重を行えば，一時的に膝が安定する．

E 短下肢装具

　短下肢装具は，脳卒中片麻痺や末梢神経麻痺に頻用される装具である．種類も従来からの金属による支柱付き装具やポリプロピレンやオルソレンなどの樹脂材料を用いたプラスチックなどの装具を中心に，新しく開発されたものも加わり多様化してきている．

1. 金属支柱付短下肢装具

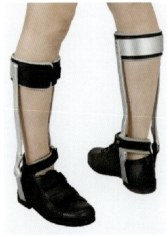

（川村義肢）

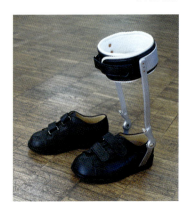

目的　足関節を安定させることにより膝伸展力などをより発揮させやすくするためのもの．歩行能力の向上や足関節の変形予防，矯正目的

適応　脳血管障害による片麻痺，脳性麻痺，神経麻痺などによる下肢麻痺，内反尖足，反張膝，重度感覚障害の歩行訓練，痙縮などによる足関節変形など．

特徴　下腿部から足底に及ぶ構造である．現在多種多様な短下肢装具が存在し，以下の機能がそれぞれ異なる．これらは症例ごとに多くの材質を含む機能的デザインが決定される．
　①足関節可動域の制限
　②制動力の付加
　③内・外反矯正力の付加

プラスチック製短下肢装具との違いは強度が高く，継手に種々のものがあり関節可動域を容易にコントロールできる．ストラップによる内・外反変形の矯正が行いやすい点である．
長下肢装具の項を参照．

> 構成部品

金属支柱，金属半月，金属足継手，シャンク，カフベルトなどから構成される．病態や障害に応じてＴストラップ，Ｙストラップ，SACH・ヒール，フレア・ヒール，足板，足部覆い，歩行あぶみなどが付加される．

・金属支柱

材質は金属製で装具への外力，もしくは変形の矯正・予防の力を負担し，継手などの他の部品・付属品などを取り付ける土台となる．

金属支柱の種類
① 両側支柱：両側に金属支柱を持つ．短下肢装具の中で，最も多い．
② 片側支柱：片側のみに金属支柱を持つ．
③ 鋼線支柱：足関節の高さで円形に曲げられたコイルバネ機能の支柱を持つ．
④ Ｓ型支柱：らせん状の支柱を持つ．
⑤ 板ばね支柱：石膏で作られた陽性モデルにより成形されて作られる．

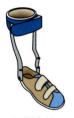 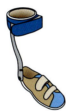 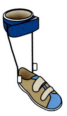 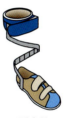 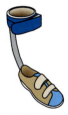

両側支柱　　　片側支柱　　　鋼線支柱　　　Ｓ型支柱　　　板ばね支柱

・金属半月

支柱に取り付ける下腿後面または前面を半周する金属部品であり装具を下腿に固定する．カフ上縁は総腓骨神経の圧迫を避けるため，腓骨頭下端より約２～３cm遠位部に位置しなければならない．

・カフベルト

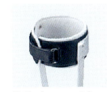 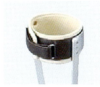

巻革（フェルト）　　巻革（脊損仕上）

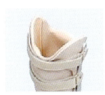

モールド（樹脂注型）

金属半月と体表との接触部に用いられる．皮革，フェルト，樹脂注型がある．支柱での接続は少なくとも三つのリベットが必要である．また，下腿後面との接する面にリベットなどの金属を使うことは避けなくてはならない．できるだけ皮膚にやさしい皮を使うこと．リングは片手でも装着できるようばねなどの内装をすすめる．

（川村義肢）

・カフベルトの固定方法

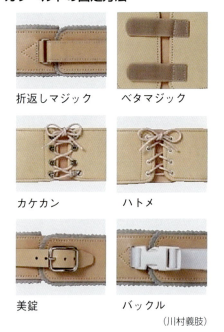

折返しマジック　ベタマジック

カケカン　ハトメ

美錠　バックル

折り返しマジック，ベタマジック，カケカン，ハトメ，美錠，バックルなどがある．

（川村義肢）

・足継手

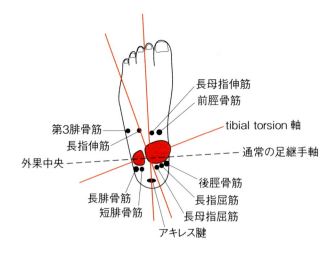

　原則的な足継手軸位は，①床面に平行（下肢正中線に直交），②前額面において外果中心点および内果下端を通る，③水平面において足部中心線（踵中心から第2趾と第3趾の中間に引いた線）に直交し，外果中央を通る．また，Tibial torsion法のように生理的な関節軸に極力一致させようという方法も存在する．

・足継手の材質と種類

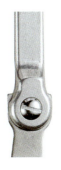
アルミ

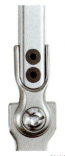
ステレス
（川村義肢）

材質にアルミ製とステンレス製がある．

①固定式：全く動かないもの
②遊動式：動作を制限しないもの
③制御式（制限付き）：可動範囲を調整できるもの
④制御式（補助付き）：特定の動作を補助するもので一方向・二方向がある．

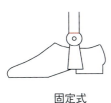
固定式

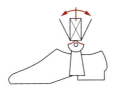
遊動式

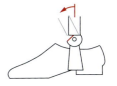
底屈制限

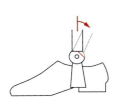
背屈制限

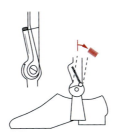
一方向補助付き
（クレンザック継手）

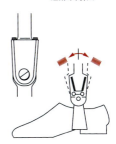
二方向補助付き
（Wクレンザック継手）

・足部

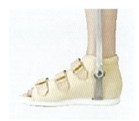

①足部覆い
　屋内用に用いる足部である．足先が開いているため，着脱が容易である．

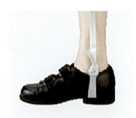

②靴型
　屋外用に用いる足部である．

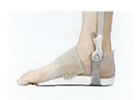

③モールド（プラスチック）
　正確な形が得られるタイプである．ヒールカップにして市販靴に入れる場合もある．
本人のモデルを使って製作するため採型を要する．

（川村義肢）

・金属支柱付き短下肢装具に付加するストラップ

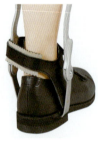

①Tストラップ・Yストラップ
　Tストラップは内反矯正に使用され，外側から水平方向に内側支柱に向かって牽引する．Yストラップは外反矯正に使用され，通常内側アーチの低下を伴うため内果下方より斜め上方に向かって牽引する．

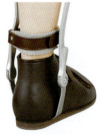

②リングストラップ
　足首をストラップで反対側の支柱に引き付け内反・外反を矯正する．

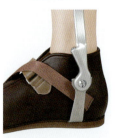

③足押さえ
　踵が浮く場合に使用する．

（川村義肢）

2. RAPS (Remodeled Adjustable Posterior Strut)

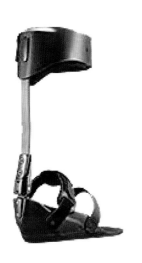

[目的] 下腿後面に1枚のカーボン製平板と単軸継手を有する調整機能付き後方平板支柱型短下肢装具．藤田保健衛生大学リハビリテーション部門が開発した．

[特徴]
・支柱を後方の1本とし，臨床上重要な足関節底背屈・内外反制動を行う．
・制動は足関節底背屈20度の調整機能を持たせた可動性調整とした．
・非常にコンパクトなつくりである．

　本装具は足関節部後面に小継手が存在するだけのシンプルな構造である．単軸関節により，優れた内外反抑制機能も併せ持つため，片麻痺患者における三次元歩行分析により立脚期の下腿の進行方向の直進性が確認されている．また，回転軸の乖離による運動時の下腿カフ部でのずれは，下腿カフにtilt機構を付与することで解決した．

3. Gait Solution（GS）

（金属支柱型・プラスチック型・GSD：Gait Solution Design）

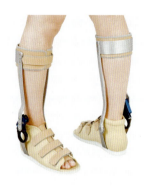
（川村義肢）
金属支柱型

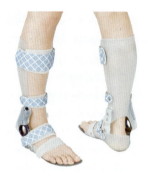
（川村義肢）
プラスチック型

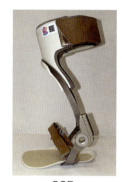
GSD

用途・目的　足関節を安定させることにより膝関節伸展力などをより発揮させやすくするためのもの．歩行能力向上，足関節の変形予防，矯正目的．

適応　脳血管障害による片麻痺，神経麻痺などによる下肢麻痺，痙縮などによる足関節変形など．特に内反の強い場合に最適な装具である．

特徴　GSの足継手には油圧ダンパーが組み込まれており，足継手が底屈方向に動いた時に効力を発生して制動する構造になっている．GSの足継手は背屈方向には無抵抗に動く構造となっている．足関節底屈および内反筋群の痙性が軽度から中等度の症例に用いられる．

　GSDは支柱部分にチタンを使用し370gと軽量である．装具の上から靴の履きにくさを解決するために足部を必要最小限の形状としてある．下腿部は前方支柱，後ろカフの構造であるため，装具を靴に入れた状態で後方から足を入れて履くことが可能である．また，あぶみが内反を制動する．

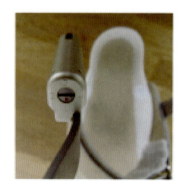

油圧ダンパー上部のねじにより効力の調節が可能であり，制動の強さを1（効力小）～4（効力大）の範囲で数段階の調節が行える．

プラスチック型短下肢装具

1. シューホーン

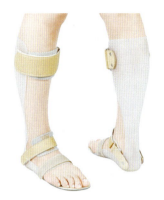
(川村義肢)

目的 足関節を安定させることにより膝伸展力などをより発揮させやすくするためのもの．足関節の変形予防，矯正目的．足関節の底屈防止．

適応 脳血管障害による片麻痺，総腓骨神経麻痺による下垂足などの神経麻痺など．

特徴 別名靴べら式と呼ばれ，プラスチック短下肢装具の代表的な装具である．足関節後部のプラスチック部分のトリミングラインにより足関節の可撓性を設定し，矯正力の調節が可能である．

2. シャーレ

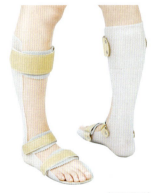
(川村義肢)

目的 足関節を安定させることにより膝伸展力などをより発揮させやすくするためのもの．足関節の変形予防，矯正目的．足関節の底屈防止．

適応 脳血管障害による片麻痺，神経麻痺などによる下肢麻痺，痙縮などによる足関節変形など．

特徴 外果と内果を覆うことで足関節を固定している．

3. 入浴用

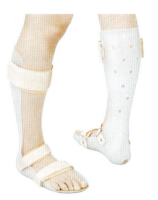
(川村義肢)

目的 入浴のために防水仕様に変更された短下肢装具である．

適応 脳血管障害による片麻痺，神経麻痺による下垂足など．

特徴 ベルトは水に強いナイロン製，パットは水が染み込みにくいウレタン製である．足部に穴を開けることにより水はけをよくするとともに足底には滑りにくいゴムシートを貼られている．

4. テキサスシューホーン

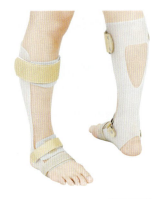

(川村義肢)

目的 足関節の変形予防，矯正目的．足関節の底屈防止．

適応 脳血管障害による麻痺，神経麻痺による下垂足など，痙縮など．

特徴 下腿後面と踵骨部分がトリミングされた短下肢装具である．下腿後面で支持することが困難な症例にも用いられる．また，踵骨部分をトリミングすることで，踵接地時の安定性を向上させている．

5. ヘミスパイラル

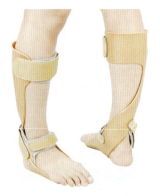

(川村義肢)

目的 足関節の変形予防，矯正目的．足関節の底屈防止．

適応 脳血管障害による麻痺，神経麻痺による下垂足など，痙縮など．

特徴 らせん状の支柱が下腿を一周または半周しており，歩行時の足関節底背屈に伴い，らせんの巻き開き，巻き戻し運動が生じるため，内反や外反を矯正することができる．足関節背屈方向への可撓性が大きく，しゃがみ込み姿勢も可能である．

6. 湯之児式短下肢装具

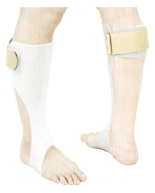

(川村義肢)

目的 足関節の変形予防，矯正目的．足関節の底屈防止．

適応 脳血管障害による麻痺，神経麻痺による下垂足など，痙縮など．

特徴 浅山晃の考案による装具．前方支柱で後ろ開きの短下肢装具であり，片手だけでの装着が容易である．踵骨部分を大きく開放しているため，足底からのフィードバックが得られやすくなっている．患側靴を大きくする必要がない．

7. HFG(Hiflex Foot Gear)ファイナー

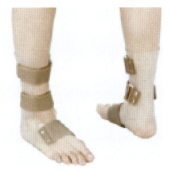

(川村義肢)

目的 足関節の変形予防.足関節の底屈防止.
適応 神経麻痺による下垂足など,痙縮など.
特徴 内外果を覆った形状の短下肢装具である.柔らかい材料を使用し,足関節背屈の動きを許しながら底屈方向へは適度な矯正力が得られる.

8. オルトップ AFO・LH・LH プラス

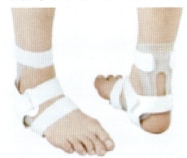

オルトップ AFO (川村義肢)

目的 足関節の矯正目的.足関節の底屈防止.
適応 末梢神経障害による下垂足など,痙縮など.
特徴 コンパクト性に富んでおり,リングストラップを用いることで踵骨のホールド感を向上させている.コンパクト性に富んだオルトップ AFO,オルトップ AFO より下腿部の高さを高く,足底の長さを長くすることで矯正力を上げたオルトップ AFO-LH,シューホーンと同等の機能を持ち,下腿部を足長と同程度の高さとし,爪先までの長さにし,高い支持性とコンパクト性を併せ持つオルトップ AFO-LH プラスに分けられる.

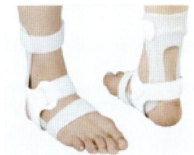

オルトップ AFO-LH (川村義肢)

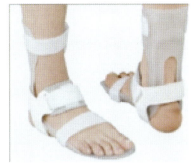

オルトップ AFO-LH プラス (川村義肢)

9. Saga plastic AFO

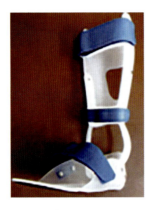

目的 足関節の変形予防, 矯正目的. 足関節の底屈防止.

適応 脳血管障害による麻痺, 神経麻痺による下垂足など.

特徴 ポリプロピレン製のプラスチック短下肢装具であり, 足関節部の内外側にたわみ足継手があり, プラスチックの可撓性, 粘弾性により底背屈の制動と補助, 内反足, 外反足の矯正が可能である. 可撓性の足継手のため解剖学的足関節軸に合わせることができる.

10. ジョイント付きプラスチック短下肢装具

目的 足関節の変形予防, 矯正目的. 足関節の底屈防止.

適応 脳血管障害による麻痺, 神経麻痺による下垂足など, 脳性麻痺, 二分脊椎など.

特徴

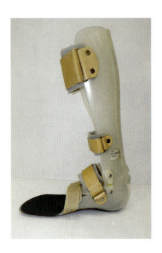

[プラスチック製]
①**大川原式短下肢装具**

　靴べら型プラスチック装具の軽さに, 靴型装具の機能を備えた装具である. 基本的な構造は腓骨頭下の下腿後面から足継手までの下腿支持部と, 足部から足継手および後方ストッパーを含む足底支持部からなり, 足継手で両者をつないだ形になっている. 大川原式短下肢装具は背屈方向の制限はないが, プラスチックの接触によって底屈を制動することが可能である.

②ジレット足継手

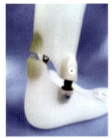
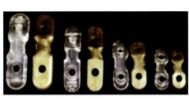
フリータイプ
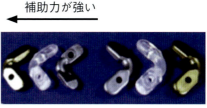
背屈補助タイプ

補助力が強い ←

　ウレタン製の継手を埋め込み，継手自体の撓みを利用して足関節底背屈の制動，補助が可能な継手付き短下肢装具である．ステンレス製のビスで装具に固定されており，柔軟に足関節の運動に追随することが可能である．継手にはフリータイプと背屈補助タイプがある．痙性の低い脳性麻痺や二分脊椎の小児症例に用いられる．欠点は継手自体の耐久性が高くないことである．

③タマラック足継手

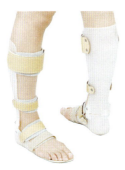
（川村義肢）
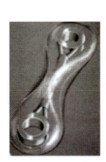
フリータイプ
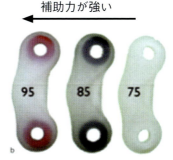
背屈補助タイプ

補助力が強い ←

　ウレタン製の継手を埋め込み，継手自体の撓みを利用して足関節底背屈の制動，補助が可能な継手付き短下肢装具である．継手本体内部に線維性の補強材が仕込まれているため，ジレットよりも強靱である．そのため，活動性の高い小児症例や成人の脳血管障害の短下肢装具の足継手としても用いられる．継手にはフリータイプと背屈補助タイプがある．

[金属製]

① **PDC**（Plantar Dorsiflexion Control）

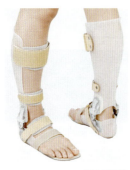
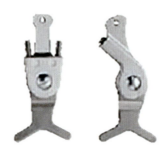

左：調節式二方向制限
右：調節式一方向制限

（川村義肢）

継手にロッドやバネを組み込んだ継手付き短下肢装具である．底背屈角度を調節することが可能である．調節式一方向制限と調節式二方向制限がある．主に総腓骨神経麻痺による下垂足や軽度から中等度の痙性麻痺に用いられる．

② **セレクト足継手**

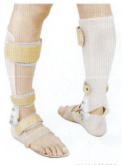
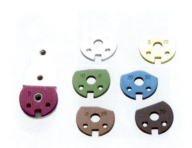

カム

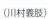
（川村義肢）

アルミ製の継手を用いた短下肢装具である．カムの選択により足関節背屈角度と底屈角度を変更することが可能である．主に総腓骨神経麻痺による下垂足や軽度の痙性麻痺に用いられる．

F 免荷装具

坐骨支持免荷装具

1. 坐骨支持長下肢装具（免荷）腰椎装具付き

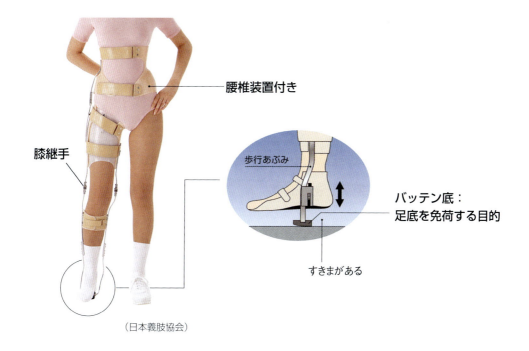

（日本義肢協会）

目的 下肢全体を免荷するための装具

適応 大腿骨骨折，大腿骨頭壊死など．

特徴 坐骨結節で体重を支持する．歩行あぶみを使用することで，足部を床から離して免荷する．腰椎装具をつけることにより股関節の内外旋を防止する．

　材質：金属の支柱と継手，レザーのベルト，ゴムのパッテン底

2. 坐骨支持長下肢装具（免荷）足部おおい型

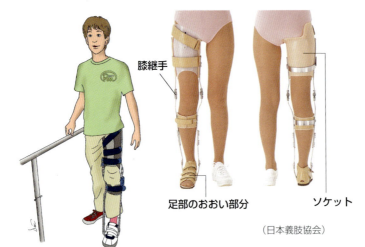

（日本義肢協会）

目的 下肢全体を免荷するための装具

適応 大腿骨骨折，大腿骨頭壊死など．

特徴 坐骨結節で体重を支持する．足部は足部おおい部分で免荷する．

材質：金属の支柱と継手，レザーのベルトと足部おおい部分，プラスチックのソケット

Patellar Tendon Bearing (PTB) 免荷装具

1. 短下肢装具（PTB 免荷）あぶみ型

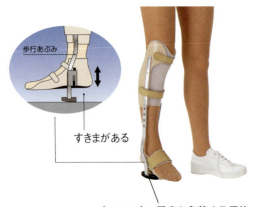

（日本義肢協会）

目的 下腿を免荷するための装具

適応 下腿骨骨折，足関節部骨折など．

特徴 膝蓋靱帯で体重を支持し，下腿や足部を免荷する．主に脛骨粗面，脛骨稜，脛骨顆部の前面部，腓骨頭を除圧する．免荷をするために歩行あぶみを使用し，足部を床から浮かす．パッテン底は，矢状面では下腿長軸よりもやや前方で舟状骨の下で接地するように設定し，前額面では大腿長軸，膝の中心を通過する重心線よりもやや外側に位置するように設定する．

材質：金属の支柱，レザーのベルト，ゴムのパッテン底，プラスチックのカフ

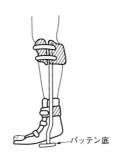
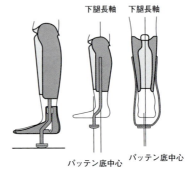

2. 短下肢装具（PTB 免荷）足継手付き

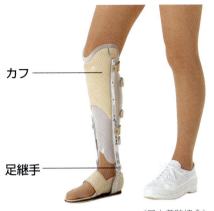

カフ
足継手

（日本義肢協会）

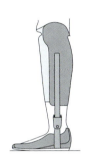

目的　下腿を免荷するための装具
適応　下腿骨骨折，足関節部骨折など．
特徴　下腿全体をプラスチックで覆い，骨折部を周囲より包み込む．膝蓋靱帯で体重を支持する．主に脛骨粗面，脛骨稜，脛骨顆部の前面部，腓骨頭を除圧する．遊動の足継手をつけているため足関節は動かすことができる．
　材質：金属の支柱と継手，レザーのベルト，プラスチックのカフ

3. 短下肢装具（PTB 免荷）New York University Medical Center 型

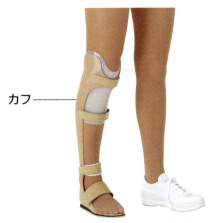

カフ

（日本義肢協会）

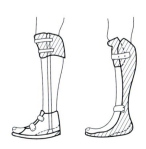

目的　下腿を免荷するための装具
適応　下腿骨骨折，足関節部骨折など．
特徴　膝蓋靱帯で体重を支持する．主に脛骨粗面，脛骨稜，脛骨顆部の前面部，腓骨頭を除圧する．全体がプラスチックで製作されているため軽量である．
　材質：レザーのベルト，プラスチックのカフ

くるぶし支持免荷装具

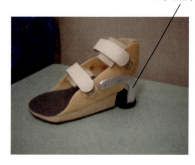
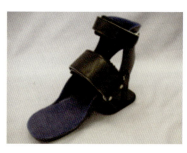
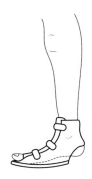

L字金属：踵骨を免荷する目的

目的 足部を免荷するための装具
適応 踵骨骨折など．
特徴 踵を完全に浮かし，踵骨を免荷させる．踵は完全に露出する．踵骨骨折で使用する．踵骨骨折用装具
　材質：L字金属の本体踵部分，レザーのベルト，プラスチックの本体

ペルテス病用免荷装具

1. Snyder sling

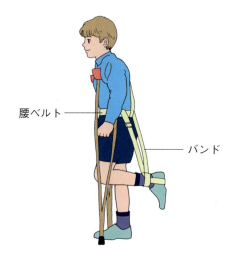

腰ベルト
バンド

目的 大腿骨頭を免荷するための装具
適応 ペルテス病
特徴 肩から吊られたバンドと固定用の腰ベルトにより下腿を吊り，患肢を免荷する．歩行する際には，松葉杖を使用する．
　材質：レザーのバンドと腰ベルト

2. Pogo-stick brace

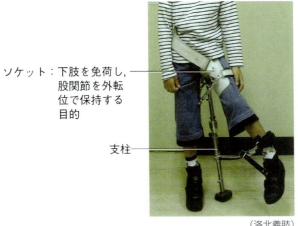
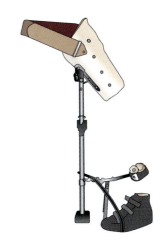

（洛北義肢）

|目的| 大腿骨頭を免荷するための装具
|適応| ペルテス病
|特徴| 大腿ソケットは坐骨支持式になっており，股関節を外転30°，軽度内旋位に保持する．膝のロックをはずすと座位がとれる．
　材質：金属の支柱，レザーのベルトとバンド，プラスチックのソケット

3. 三辺形ソケット型

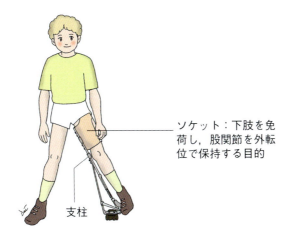

|特徴| 坐骨支持により股関節を免荷し，軽度外転位に保持する．装具内側の支柱に靴が取り付けられており，上下にスライドする．膝のロックをはずすと座位がとれる．
　材質：金属の支柱，レザーのベルトと靴，プラスチックのソケット

5章 歩行補助具と車いす

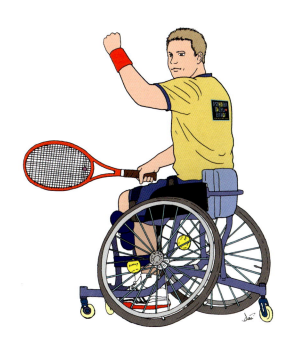

A 杖

目的　杖は，①歩行時の患側下肢にかかる荷重（体重）の免荷（完全免荷・部分免荷），②歩行バランスの調整，③歩行パターンの矯正，④歩行速度と耐久性の改善，⑤心理的な支えなどに用いられる．支持基底面拡大による転倒防止．

適応　脳障害，脊髄障害，下肢外傷，関節リウマチ，下肢変形性関節症，下肢人工関節置換術後，神経筋疾患，廃用症候群，高齢者などに用いられる．

特徴　一般的には，握り手を把持して体重を支えるように使用する歩行補助具である．

1．T字杖

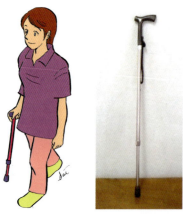

特徴　1本の脚による杖で，握り部分を含めた杖全体の形状がT字型である．材質，握りの形状，先端の形状はさまざまである．免荷は20～25%程度で，安定性は低い．屋内外とも使用し易い．杖は健側に持つことが一般的である．

適応　軽い歩行障害に適応がある．片麻痺，下肢外傷後，変形性関節症，下肢人工関節置換術後，バランス障害のある例などに用いられる．

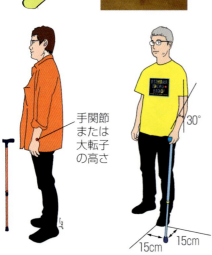

【T字杖の長さ調整】
　杖の握りが，立位で上肢を垂直に下ろしたときの手関節または，大転子の高さとなるようにする．もしくは，つま先の前方15 cm，外側15 cmのところに杖先端を突いた時，肘関節が20～30度屈曲位になる長さ．正面からみて，上肢と杖が一直線になるようにする．

2. 多点杖

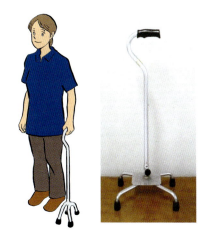

特徴 金属製で安定性を得るために杖の先が3本以上に分かれたものである．支持基底面が広いことからT字杖よりも安定性に優れており，立てておくことができる．四点杖には通常左右の区別があるので，注意する．すべての足が水平面上にあることが安定するため，不整地や坂道，階段での使用は適切ではない．

適応 中等度から重度の片麻痺に用いられることが多い．

3. サイドケイン

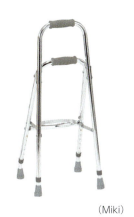

(Miki)

特徴 サイドウォーカー，ウォーカーケインとも呼ばれる．支持基底面が非常に広く，安定性は他の杖に比べて，圧倒的に優れている．

適応 中等度から重度の片麻痺，バランスが悪い例に用いられる場合が多い．

4. 松葉杖（左：木製，右：金属製）

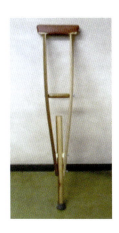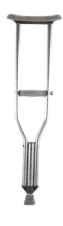

特徴 脇あてと2本の側弓，握り，支柱および先ゴムからなる松葉形の杖である．固定型と伸縮型がある．材質的には木製と金属製とがある．上肢機能が良好である必要がある．腋窩で支持するのではなく，上腕と体幹ではさみこみ固定し，握り手に体重をのせる．腋窩は2，3横指空ける．腋窩で荷重すると腋窩の圧迫性神経障害が生じる恐れがある．握り手は大転子の高さに一致させ，肘は20〜30°屈曲させる．

適応 下肢完全免荷の目的で，下肢の骨折，捻挫，切断，下肢麻痺などに使用される．

5. ロフストランド (Lofstrand)・クラッチ

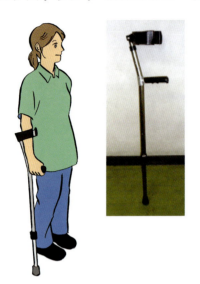

特徴 金属製で，前腕支持カフ，握り，1本の支柱，先ゴムからなる．前腕部分の支持機構によって，T字杖よりも免荷を図れる．また，安定性が得られる．前腕カフに前腕を通し，握りを把持した時に肘が20〜30度屈曲するように長さを調整する．

適応 上肢筋力が低下している例，重心が動揺しやすい例（痙性不全対麻痺や失調症）に用いられることが多い．また，松葉杖より歩行速度を上げやすいため，活動性が高い患者に使用可能である．

6. プラットホーム杖（前腕支持杖）

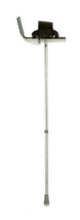

特徴 1本の脚と握り部の付いた水平な支持板から成る．支持板で肘に荷重をかける．手指や手関節への荷重を減らすために使用する．

適応 関節リウマチ・手関節外傷など手関節，手指への荷重を避けたい場合，肘関節伸展制限のある場合，上腕の創により松葉杖が使用できない場合．などが適応である．

B 歩行器

目的
　歩行器は，杖に比べて大きな支持性・安定性を必要とする人に利用される．

適応
　脳障害，脊髄障害，下肢外傷，関節リウマチ，下肢変形性関節症，下肢人工関節置換術後，神経筋疾患，廃用症候群，高齢者などに用いられる．

特徴
　脚部に車輪がないもの（狭義の歩行器）と車輪を有しているもの（歩行車）に大別される．また，両側のパイプを握り移動するものと，前腕を歩行器の上に置き寄りかかって移動するものとがある．利用する際には，両手が使用できること，立位で歩行器を操作するだけのバランス機能があることを確認する必要がある．移動と保管にスペースが必要である．

1. 六輪型

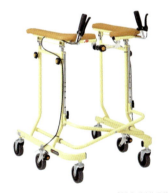

（松永製作所）

特徴　前二輪，中二輪，後二輪の六輪車で安定性が良く，かつ前後輪を自在車輪とすることにより旋回性能が高い．前腕を肘当てにのせて操作する．二輪型，固定型に比べ，上肢筋力が弱く，立位バランスがより悪い場合でも使用可能である．図のタイプはブレーキ機構を有している．平坦で広い場所以外での利用は不便である．

2. 四輪型

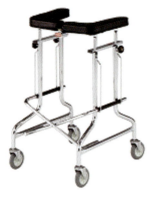

（星光）

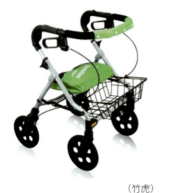

（竹虎）

特徴 左右のフレームの下端に4個の車輪または自在輪がついたものである（左上）．前腕を肘当てにのせ操作する．前方支持型のものでは歩行姿勢が前傾しやすい場合は，フレームが側方および後方にあり，上肢および骨盤後方を支持する後方支持型が用いられる．胸郭や殿部を支持するための胸郭支持具もしくは骨盤支持具付きのもの，テーブル面で上肢を支持するためのサドル・テーブル付きのものもある．また，大径の車輪とブレーキ機構を有し，腰掛けを備えた物がある（図下）．両側のパイプを握り操作する．走行性能が高く，屋外での利用に適している．車体が軽く車輪が大径であるため，段差昇降も可能である．ただし，側方へのバランスを崩しやすく転倒には注意を要する．平坦で広い場所以外での利用は不便であるが，車輪が大径のものは屋外，段差のある場所でも使用可能である．

3. シルバーカー

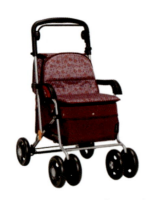

（TacaoF）

特徴 収納かごを備えたフレームにやや大径の車輪がつき，かごの蓋を腰掛けとして利用できる．ブレーキ機構がついており，坂道での使用も可能である．パーキングブレーキが備わっており，座位での休憩，作業ができる．

適応 主に高齢者の買い物などの外出に用いられている．

4. 三輪型

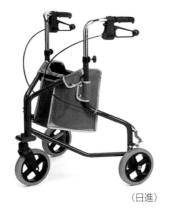

（日進）

[特徴] 自在輪である前輪1個と後輪が2個ついたものである．四輪型より不安定である．上肢機能が良好で方向転換ができる者に用いられる．収納かご，ブレーキ，パーキングブレーキがついている．

[適応] シルバーカーと同様，主に高齢者の買い物などの外出に用いられている．

5. 二輪型

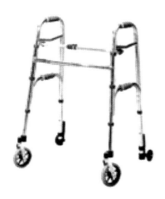

[特徴] 前方に2個の車輪，後方に固定脚のついたものである．両側のパイプを握り移動するため両上肢の筋力と立位バランスを必要とされる．車輪は小径である．グリップに体重をかけるとストッパーが作用して車輪が固定されるオートストップ式もある．後脚を軽く挙上し前輪を使って前方に歩行器を付き，患側→健側の順で足を出す．屋内平地で利用する．

[適応] 杖では不安定な場合に用いられる．段差や床の滑りの状態によっては使用できないこともある．

6. 固定型

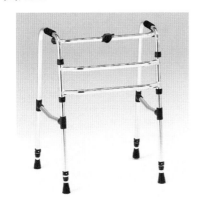

（松永製作所）

[特徴] 四脚でフレームに可動機構をもたず車輪がない．歩行方法は，両手で歩行器を持ち上げ前に付き，グリップで体重を支えてから患側→健側の順で足を出すいわゆる3動作歩行で，比較的動作が習得しやすい歩行方法である．用途は二輪型と同様である．

[適応] 歩行器を持ち上げる必要があるため，上肢の筋力があり，立位バランスが良い者に用いられる．杖では不安定な場合に用いられる．

7. 交互型

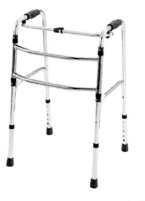

（日進）

[特徴] 交互型歩行器は，左右のフレームが個々に動かせるので，歩く時には左右交互に動かす．右側の歩行器→左下肢→左側の歩行器→右下肢の4動作歩行あるいは，右側の歩行器・左下肢→左側の歩行器・右下肢の2動作歩行となる．固定型に比べて動作の習得が難しいが，2動作歩行であれば歩行速度が向上できる．

[適応] 用途は固定型と同様，杖では不安定な場合に用いられる．

C 車いす

はじめに

　車いすの選択にあたっては，第一に障害の原疾患，身体機能を正確に評価することが重要である．しかし現状では，この点がおろそかとなっており，適切な車いすが使用されていないことが非常に多い．次に，使用する場所，身体の大きさ，使用目的に合わせて検討する．

　車いすは，障害者総合支援法，労働者災害補償保険（労災），介護保険法で給付される．給付の優先順位は①労災，②介護保険，③障害者総合支援法である．介護保険の適応がない場合は総合支援法の対象となる．労災，総合支援法では医師の判定が必要である．介護保険では，既製品の貸与となるため，障害者の身体状況に応じてオーダーメイドが必要な場合には総合支援法による支給が認められる．

　労災では，両下肢全廃または喪失し，義足や下肢装具の使用が不可能である者が対象である．介護保険サービスでは，原則要介護2以上が給付対象となるが，要介護1以下でも，①日常的に歩行が困難な者，②主治医の意見や福祉用具専門相談員が参加するサービス担当者会議で必要と判断される場合，貸与が受けられる．総合支援法では，原則として下肢または体幹機能障害1級か2級の者あるいは内部障害者1級の者で，医師が必要性を認めた場合に給付される．

　特に，利用する者が駆動できるかどうかの見極めは重要である．つまり，自走式か介助用であるかである．自走の場合，駆動力が上肢であるなら，ハンドリムが必要だが，近年増えている中心型脊髄損傷では下肢駆動となり，ハンドリムは不要となる．介助用でもハンドリムは不要である．また，テクノロジーの進歩と共に電動式も近年増えているが，その際には操作能力と判断力を慎重に見極める必要がある．著者らは直接自宅を訪問し，利用する環境をチェックし，処方している．

　車いすは，使用者の目的に合ったものを選択していくべきである．既製品の貸与となる介護保険給付の場合でも，工夫により，座位姿勢，車いすの使いやすさが格段に変わる場合もあるため，選択する際は，リハビリテーション科医師，理学療法士，作業療法士，義肢装具士，福祉用具専門相談員などの専門家に相談することをすすめる．

車いすの基本構造

車いすの各部の名称に関する知識は，車いすを知る上での基礎であり，誰もが知っておくべき共通事項である．

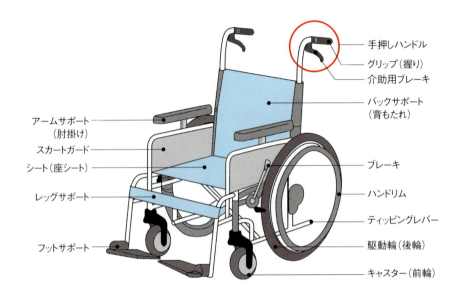

【車いすの基本構造と各部の名称】

1. 車いす各サイズの見方

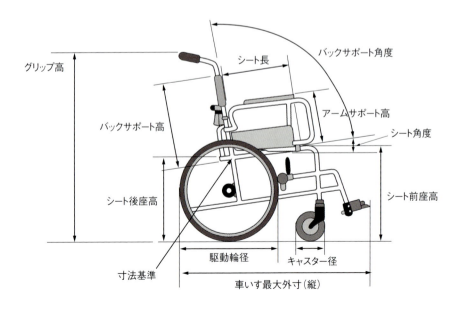

2. フィッティングの見方（自走式車いすの場合）

シート高，バックサポート高，アームサポート高は，使用するクッションの高さを踏まえた上で設定する必要がある．
① シート幅は殿部の両側を2～3cmずつ空ける．
② シート長は，膝の裏面から座面先端まで3～5cm空ける．
③ シート高を合わせる．
　・上肢で駆動する場合：床から座面先端までは，下腿長に5～8cm加えた高さとする．また，降した手指のPIP関節が車軸の高さにくるのがよい．
　・下肢で駆動する場合：膝を直角に曲げた時に，足底全体が床にしっかりつく高さにする．
④ バックサポート高を，上肢駆動の場合，肩甲骨下角より下にする．
⑤ バックサポート角度は，通常90～95度である．
⑥ フットサポート高は床から5cmが必要である．
⑦ アームサポート高は，シート後端から肘頭の高さに1～2cm加えた高さとする．

3. 注意する座り方

① いわゆる「仙骨座り」（ずり落ちる座り方）になると，肩甲骨の可動域制限，腰痛，仙骨部褥瘡が発症しやすくなる．体幹筋力が弱い場合，アンカーサポート，ランバーサポート，張り調整可能なバックサポート，座位保持装置が考慮される．
② 長時間同じ姿勢で座ったままでいると，褥瘡の原因になるため除圧が必要である．

車いすの種類や選択

製作方法による分類としては，レディメイド，オーダーメイド，モジュラータイプに分けられる．また，目的や用途による分類がある．手動車いす，介助型車いす，電動車いすに分けられている．特殊なものとして，スポーツ用車いすがある．ここでは，障害者総合支援法に基づいた分類を参考に用いる．

手動車いす

1. 普通型車いす

特徴 使用者が自ら駆動するように，駆動輪が大きく操作用のハンドリムがついた車いす．現在は，通常，大車輪が後方にある．車いす各メーカーの進歩により，軽量化や機能分化された車いすが開発されている．

適応 座位能力が比較的良好な場合が対象となる．

1) レディメイド車いす

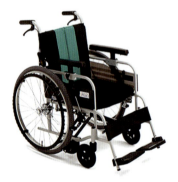

（Miki）

特徴 既製品の車いすである．よく病院や各施設，デパートにも置かれており，使用する機会の多い車いすである．介助用として使われることも多い．

2) モジュラー車いす

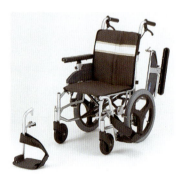

（日進）

特徴 身体に合わせて各部のサイズ調整や部品交換ができる．オーダーメイドより低価格で，早く作製することが可能である．介護保険でも利用できる．

3）低床型車いす

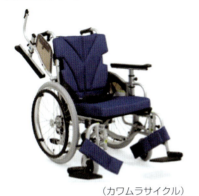

（カワムラサイクル）

|特徴| 低床タイプで下肢駆動に適している．

4）軽量車いす

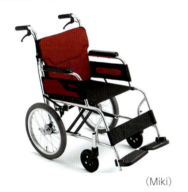

（Miki）

|特徴| アルミでできており，軽量である．女性や高齢者でも容易に持ち運ぶことが可能で，車のトランクへの積み込みもしやすい．

5）超軽量型

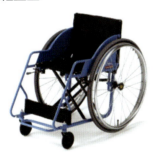

（日進）

|特徴| 超高強度の超薄肉パイプを使用した超軽量タイプのオーダーメイド車いす．

2. リクライニング式普通型車いす

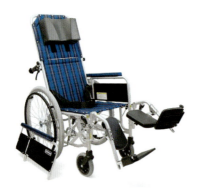
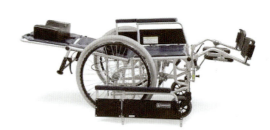

（カワムラサイクル）

|特徴| バックサポートの角度を変えられるタイプ．自走が可能であるが，実際はある程度介助が必要とされる場合も多い．通常，レッグサポート角度も変えられる．バックサポートは高く，上半分が取り外せるタイプもある．フルフラットに近い状態に倒すことができる．

|適応| 体幹機能低下などにより座位バランスが低下している場合，起立性低血圧が生じる場合などが適応である．脳障害，高位頚髄障害，筋萎縮性側索硬化症などに用いられる．

|チェックポイント| リクライニング時に殿部の前方へのズレが起こりやすいので，介助者による姿勢の調整が必要とされる．仙骨部の褥瘡には注意が必要である．

3. ティルト式普通型車いす

|特徴| シートとバックサポートの角度がそのままで，後方に倒せるタイプ．殿部の前方へのズレが生じにくい．

|適応| リクライニング式と同様である．

4. リクライニング・ティルト式普通型車いす

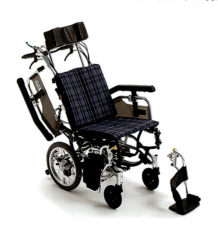

|特徴| リクライニングとティルティングが可能である．リクライニングしつつ，ティルティング機構により殿部の前方へのズレが防げる．

|適応| リクライニング式，ティルト式と同様である．

（Miki）

5. 手動リフト式普通型車いす

特徴　座席の高さを変えられるタイプである．床面からの移乗が容易となる．欠点としては，重量があることである．

適応　和式生活に適している．

6. 前方大車輪型車いす

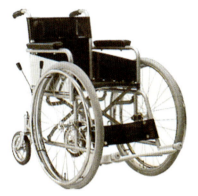

（協和義肢）

特徴　前輪が駆動輪となり，両手で前輪のハンドリムを操作するタイプ．車いすが登場した初期には多かったが，近年では使用されることが少なくなった．ハンドリムが肩よりもかなり前方にあり，肩関節を大きく使えずスピードが出せないが小回りはきき，前進での段差越えはしやすい．旋回時に，後輪が回転するため，操作には慣れが必要である．移乗動作はしにくい．

適応　肩や肘関節に可動域制限のある関節リウマチや，上肢機能障害のある脳性麻痺などで用いられることがある．

7. 片手駆動式車いす

特徴　片側の駆動輪にハンドリムを2本装着しており，片手で操作可能なタイプである．同時に回すと直進し，片方のハンドリムのみ回すと左右に旋回する．

適応　両下肢と一側上肢に機能障害がある場合が適応である．脳卒中片麻痺，複合障害者などに用いられる．しかし，実際には脳卒中片麻痺者は，片側上下肢で普通型車いすを駆動している場合が多い．

8. レバー駆動式車いす

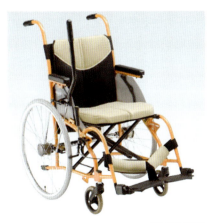

（松永製作所）

特徴　片手駆動式車いすの駆動方法をレバーにしたものである．レバーを進みたい方向に押すことによって前後左右方向に進む．止まるときは反対方向へ戻すと止まる．

適応　脳卒中片麻痺で片手片足駆動ができない場合に用いられることがある．

9. 足こぎ車いす

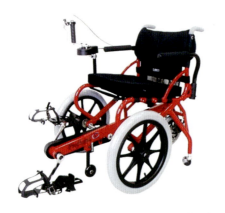

(Miki)

> [特徴] 両足をペダルに固定し，こぐことで駆動する．下肢は片側の機能が残存していれば駆動可能である．前輪駆動型であり旋回性能は高い．方向転換・ブレーキは，上肢のレバーで行う．片麻痺，変形性膝関節症などでの利用が想定されている．

介助型車いす

駆動輪が小さく操作用のハンドリムがない車いすで，介助者が後方から操作する．手動型と比べると全体的にコンパクトなものが多い．トランクへの格納，持ち運びが容易である．

1. 手押し型介助用車いす

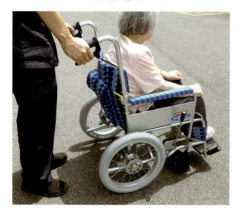

> [特徴] 通常，折りたたみ式である．軽量性を重視する場合には車輪を小さくする．介助者用のグリップがあり，ブレーキレバーが付いていることが多い．パーキングブレーキは足踏み式もある．グリップの高さを介助者に合わせて調整する．国産品は軽量・収納性を重視しているものが多い．
>
> [適応] 体幹機能はある程度維持されているが，四肢機能障害，認知機能障害が重く，駆動不可能な例に用いられる．屋内は駆動可能であっても，屋外，長距離移動などの介助用に用いられることもある．リクライニング式より軽量なため，体幹機能が悪い場合での使用例もみかける．四肢機能障害，重度の認知症などに用いられる．

2. リクライニング式手押し型車いす，ティルト式リクライニング手押し型車いす

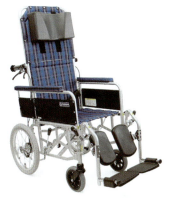

（カワムラサイクル）
ティルト式リクライニング手押し型車いす

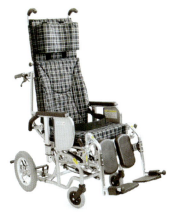

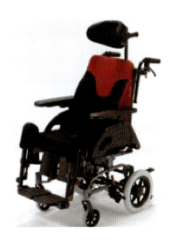

（カワムラサイクル）
リクライニング・ティルト式手押し型車いす

特徴 手動型と同様に，リクライニング，ティルト機構が備わった車いす．手動式より使用される機会が多い．手動型よりタイヤが小さい．ティルティング機構がついている場合は，リクライニング時に殿部の前方へのズレを生じにくいように姿勢調整が可能である．ヘッドサポートの高さと角度が調整できるタイプもある．手押しハンドルに，リクライニングおよびティルティングの調節レバーを設置していることが多いため，ブレーキと間違えることがあり注意が必要である．

適応 四肢機能障害，認知機能障害が重度で，体幹機能障害などにより座位バランスが低下している場合，起立性低血圧が生じる場合などが適応である．脳障害，重度の認知症，高位頸髄障害，筋萎縮性側索硬化症などの進行性神経筋疾患などに用いられる．

3. バギー

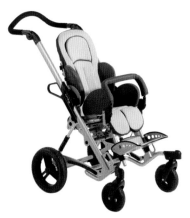

(ottobock)

特徴 座面と背面の角度が固定されたものや，リクライニング機構，ティルト機構を装備したものなど，さまざまな製品がつくられている．車輪が小さくコンパクトで，全重量は一般的な車椅子に比べて軽量である．

適応 適応は児童から成人までさまざまである．

電動車いす

目的
　手動車いす操作は困難であるが，レバーなどの操作が可能な障害者が移動手段として用いる．

適応
　脳障害・高位頚髄障害・筋萎縮性側索硬化症などの神経筋疾患，関節リウマチなどで手動での駆動が困難な場合が適応である．

特徴
　車いすを電動モーターで駆動させるものである．操作はジョイスティックが一般的である．ボタン式もある．上肢が使用できない場合は，チン(顎)コントロール式が用いられる．最高速度は，屋内用で 4.5 km/h 以下，屋外用で 6.0 km/h 以下に制限されている．道路交通法上，歩行者として扱われるので，免許証は不要で歩道を走行する．

チェックポイント
　公的制度では，歩行不可能かつ手動で車いす駆動ができない例，内部障害 1 級で著しい日常生活上の活動制限を受けていると医師に認定されたものが支給（貸与）対象とされる．生活環境のなかに自走困難な坂道・悪路がある場合は，手動兼用型の電動車いす（アシスト式，切替式）が対象となる．総合支援法の場合，通常，更生相談所での直接判定が必要である．支給に際しては，視力・視野・聴力を含めた身体的な操作能力および認知機能・精神機能が保たれていることが必要条件である．認知症，高次脳機能障害の程度によっては適応にならない場合があり注意が必要である．

1. 普通型電動車いす

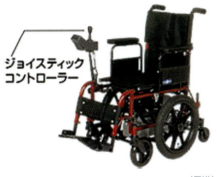
（日進）

[特徴] 一定の基準で作製されており，車体が固定化されている．個々の座位姿勢で調節する必要がある．

2. 簡易型

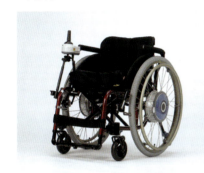
（日進）

[特徴] 手動の普通型車いすにモーターを組み込んだ車輪を装着し，小型バッテリーを積載した電動車いすである．普通型より軽量，コンパクトであるが，バッテリーが小さいため長時間のモーター走行はできない．

a. 切替式
モーター走行と手動走行を切り替えられるタイプである．普通型と比べてモーターの走力が劣るため坂道走行が弱点である．

b. アシスト式
手動走行をモーターでアシストするタイプである．ハンドリムをこぐための上肢筋力が弱い場合が適応である．

[適応症例] 自走可能であるが，生活環境のなかに自走困難な坂道・悪路がある場合が適応である．

3. リクライニング式普通型，電動リクライニング式普通型，電動ティルト式普通型

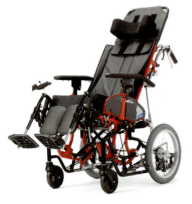

(日進)

特徴 リクライニング式はバックサポートの角度が変えられるタイプで，手動式と電動式がある．ティルト式はシートとバックサポートの角度がそのままで，後方に倒せるタイプで，殿部の前方へのズレが生じにくい．

適応 体幹機能障害などにより座位バランスが低下している場合，起立性低血圧が生じる場合，姿勢変換により痙縮や自律神経過反射を抑制したり除圧することで褥瘡予防をしたりする場合が適応である．実際には高位頸髄障害者で，起立性低血圧がある例に用いることが多い．

4. 電動リフト式普通型

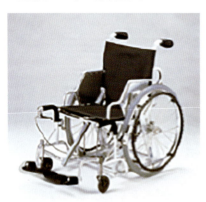

特徴 電動でシートが昇降するタイプである．シート高が変えられるため，車いすに乗ったまま座卓やこたつに座ることができる，移乗の際，適した高さに調整できる，低い位置での作業が可能となる，などの利点がある．

適応 公的制度では，手動リフト式車いすの使用が困難で，電動であれば床からの乗降が自立できる場合が対象とされる．

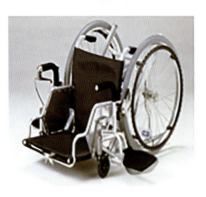

5. スクーター型

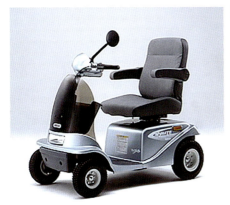

(ヤマハ)

特徴 シニアカーとして屋外で利用される三輪か四輪のもので,ハンドルで操作を行う.介護保険で貸与可能である.体幹保持可能であり認知機能が良好であることが必要である.

適応 長距離歩行が困難な場合に使用される.

6. 六輪型電動車いす

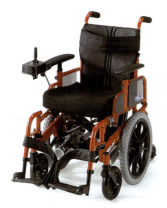

(日進)

特徴 車輪が六輪あり,駆動輪が中央に位置している.回転半径が小さく旋回性能が高い.

適応 公的制度では,職場,家庭などの環境で必要な場合に認められる場合がある.

148　5章　歩行補助具と車いす

特殊な機構のついた車いす

1. 起立機構つき車いす

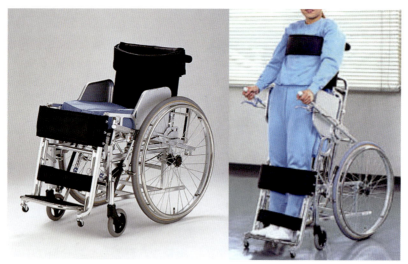

(日進)

特徴　リフトアップ（起立機構）で立ち上がり，立位保持が可能となる．
適応　公的制度では，例えば，脊髄損傷対麻痺者で，職務上立位での作業が必要な場合に認められることがある．

2. 横移乗型車いす

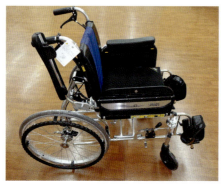 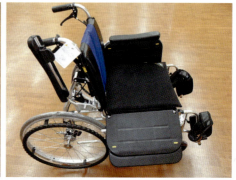

特徴　アームサポートを持ち上げると，駆動輪が後方へ移動する．サイドガードを横に倒すとトランスファーボードになり，移乗が容易になる．

スポーツ用車いす

目的

バスケットボール用，テニス用，マラソン用，スキー用などがあり，スポーツ種目の特徴に合った性能を持つ車いすである．

適応

軽量かつ高剛性な仕様となっている．タイヤがハの字になっており，すばやいターンが可能．転倒防止用に後方にも小さな車輪がある．選手の障害に合わせて座面の角度や，踏み台，固定用のベルトなどが作られる．

1. バスケットボール用，テニス用

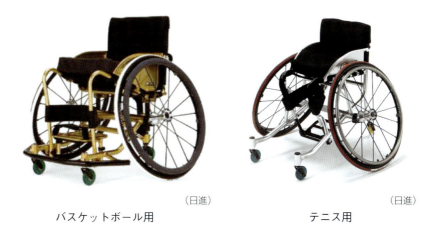

バスケットボール用（日進）　　　テニス用（日進）

特徴　バスケットボール用には，車いす同士が衝突しても大丈夫なように前部にバンパーが装着されている．

2. レース用車いす

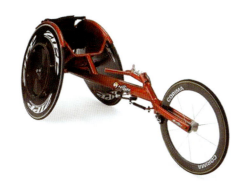

（日進）

特徴　完全なオーダーメイドであり，車いすというよりは，プロ選手用ロードバイクの3輪版である．ホイールベースが長いほど直進安定性が向上し，思い切り漕ぐことでスピードを出しやすい．座る，もしくは正座するような体勢で乗車する．

150　5章　歩行補助具と車いす

3）チェアスキー用車いす

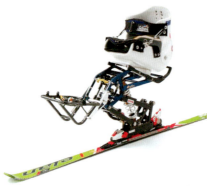

（日進）

|特徴|　下肢に障害のある人が座ってすべるため，スキー板がついている．レクレーションとしても競技としても楽しめるスポーツである．

4）手漕ぎ式三輪自転車

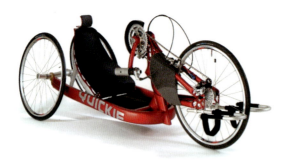

（quickie-shark-red-wheelchair）

|特徴|　北京オリンピックから正式種目に加わり，注目される障害者スポーツとなった．

D 座位保持装置（姿勢保持装置）

目的
　外傷や疾病などにより臥位，座位，立位を保持できない障害に対して，姿勢を保持するための装置である．近年，各社が多くの製品を製作している．オーダーメイドで作製することもたびたびある．目的は以下のようである．
① 呼吸・循環機能，摂食・消化機能，精神機能の向上
② 四肢・体幹の変形や拘縮，褥瘡など二次障害の予防と矯正
③ 上肢作業能力の改善などによる日常生活動作の改善など
④ 社会参加を促進する

適応
　適応は，脳性麻痺，重度精神運動発達遅滞，脳血管障害，頭部外傷，低酸素性脳症，変性疾患などの脳障害，頚髄損傷などの脊髄障害，筋ジストロフィーなどの神経筋疾患，二分脊椎，骨形成不全，関節リウマチなどの骨関節疾患である．

I．座位保持装置

1．支持部（「体幹部・大腿部」）

1）平面形状型

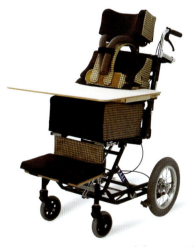

（ビーエーエス）

特徴　各種部品を組み合わせ，平面を主体とした支持面で構成される．部品の交換によって寸法調節がしやすい．

適応　体幹四肢の変形が軽度から中等度の場合が適応である．

2）モールド型

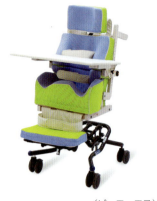

（ピーエーエス）

特徴 基本的には，カスタムメイドである．ウレタン素材などから削りだし製作するが，既製品もある．変形に合わせて三次元で曲面が成型されているため，体圧分散が良好で，身体支持性が高い．寸法調整は困難である．

適応 変形が高度な場合に適応される．

3）シート張り調整型

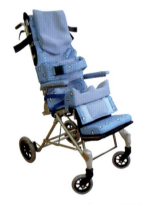

（日本義肢協会）

特徴 シートやバックサポートを複数のベルトによるたわみによって調整し，身体の形状や変形に対応する．側方の支持が弱い．

適応 脊柱後弯に対応しやすい．また，成長に合わせて調整しやすい．

2．構造フレーム

　使用目的に合わせて高さや角度を保持するために，構造フレームを組み合わせることができる．また，障害状況に適した姿勢を保持するため，リクライニング機構やティルト機構を持ち合わせたものを選択することもできる．

　車いすおよび電動車いすとしての機能を付加することも可能である．

3．付属品

　上肢保持部品，体幹保持部品，骨盤帯保持部品，下肢保持部品として，不随意運動軽減や，臀部のずれ防止，下肢の内転予防などの目的に応じて追加することができる．

Ⅱ. その他の姿勢保持装置

1. プローンキーパー（バードチェア）

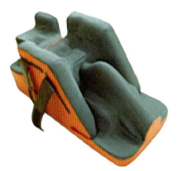

（でく工房）

特徴 腹臥位，仰臥位，半膝立ち位など多様な姿勢を保持するための装置．ウレタンを用いており三つのパーツの組み合せからなる．

2. 立位保持装置

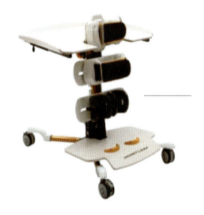 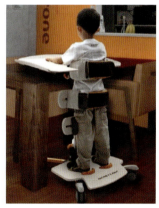

（川村義肢）

特徴 立位を保持するためのものである．立位訓練に用いられることが多い．また，障害児では，立位で授業を受ける，食事をするなど，日常で用いることによって立位能力の発達を促すことを目的とする場合もある．

E クッション

　日中，車いすや座位保持装置で長時間の座位姿勢をとる場合，クッションが用いられることが多い．殿部への負担を軽減する，褥瘡を予防するなどが目的である．

1．ウレタンフォーム

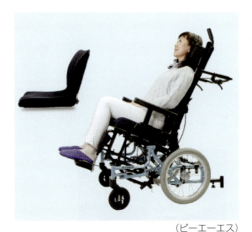

（ピーエーエス）

　安価で軽量，加工がしやすいことからよく使用されている．体圧分散効果は低い．

2．ゲルパック

　反発が少なく殿部の形状に適合するため，ウレタンフォームより体圧分散が可能である．しかし，素材が重く，通気性も悪い．

3．ウレタンフォームとゲルパックの複合

　ウレタンフォームのみより体圧分散効果が高く，ゲルパックより通気性が良い．

4．空気式

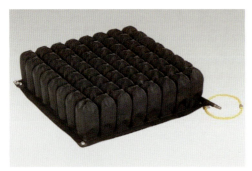

ロホクッション

　多数の小さい袋に空気を入れ配置してあり，体圧分散効果には非常に優れている．褥瘡ができやすい場合には良い適応であるるが，座位が不安定になりやすく，価格はやや高い．

義　肢

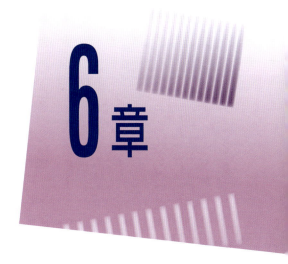

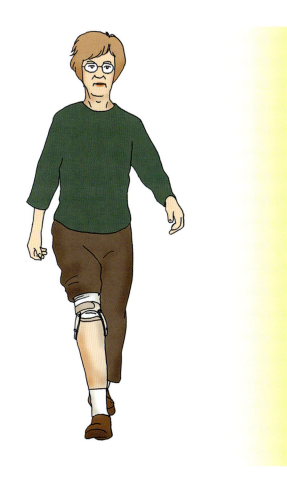

総　論

　義肢とは，JIS（日本工業規格：Japanese Industrial Standards）の定義では切断によって四肢の一部を欠損した場合に，元の手足の形態または機能を復元するために装着，使用する人工の手足である．

　切断にいたる疾病として，先天性疾患，悪性腫瘍，糖尿病や閉塞性動脈硬化症による壊疽，外傷などがあげられる．

　上肢に対し作成するものを義手，下肢に対し作成するものを義足という．

　作成時期や目的によって分類すると，受傷後の義肢装着や使用訓練や最適な部品の選択などを目的とした医療保険で給付される訓練用義肢と，家庭・社会参加を果たし日常生活を送る際に必要となる公的給付制度を利用した更生用義肢があげられる．

構　造

●殻構造義肢

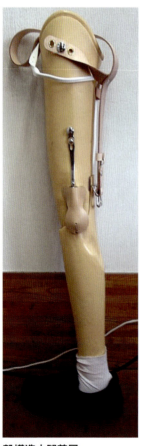

甲殻類の肢体の構造と同様に義肢に働く外力を殻で負担し，同時にこの殻の外形が手足の外観を整える構造．

殻構造大腿義足

●骨格構造義肢

人間の手足の構造と同様に,義肢の中心軸にあるパイプ,支柱などで外力を負担しプラスチックフォームなどの軟材料の成型品を被せて外観を整える構造の義肢.

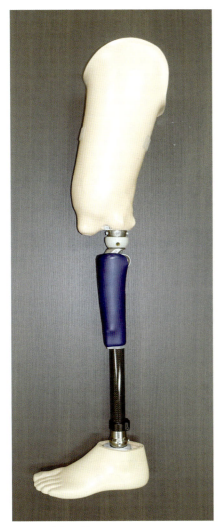

骨格構造大腿義足

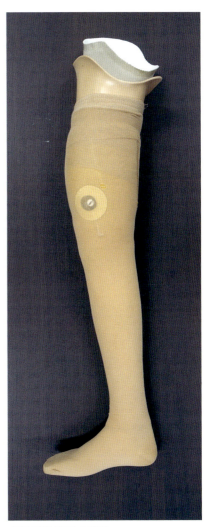

骨格構造義足の外装

A 義手

装着目的によって，装飾用義手，作業用義手，能動義手といった分類や切断部位によって肩義手，上腕義手，肘義手，前腕義手，手義手，義指がある．

断端部と義手をつなぐソケット，義手を固定するためのハーネス，肩・肘・手関節の機能を代替する継ぎ手，作業を行う手先具などからなり，さまざまなパーツや材質で作成される．

装飾用義手　cosmetic upper limb prosthesis

目的

切断部の外観を再現するための義手である．

また，切断部位によって上腕義手，前腕義手，手義手，義指がある．

特徴

外観を中心に考えられた義手で，最も多く使用されている．合成樹脂製や健側手に似せたシリコン製の装飾用手袋を用いる．機能的にはものを押さえたり，ひっかける．軽く他動的に保持することはできる．

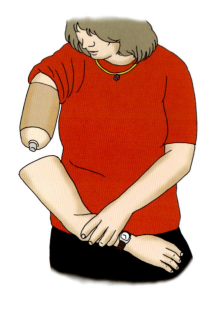

装飾義手

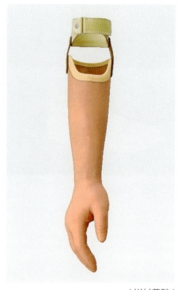

（川村義肢）

装飾義手

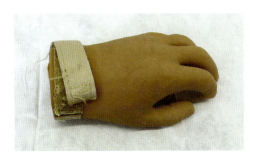
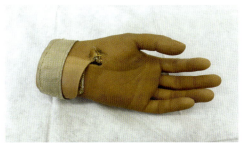

作業用義手　work arm prosthesis

目的

特定の作業を行うための義手である．

特徴

農業・林業・機械工業などの労働作業での使用を目的とした義手である．外観よりも構造や耐久性を優先している．作業用手先具を交換して使用するようになっている．

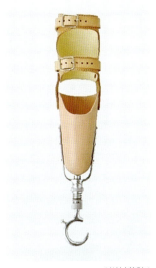

(川村義肢)

作業用義手

能動義手　body powered upper limb prosthesis

目的
残存機能を利用しさまざまな動作を行うための義手である．

特徴
動作を行うための動力により，体内力源義手と体外力源義手に分けられる．

体内力源義手は断端や対側の上肢帯の運動を力源に，ハーネスやコントロールケーブルを介して手先具や継手を装着者が随意的に操作する．手先具はハンド型とフック型がある．実際の使用には訓練が必要で，ケーブルのメンテナンスや交換が定期的に必要となる．

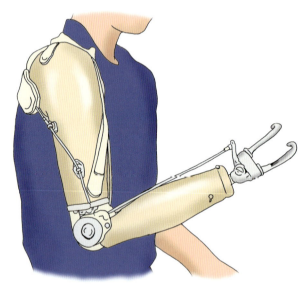

体内力源の能動義手

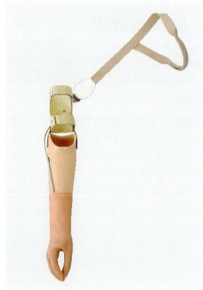

（川村義肢）

能動義手

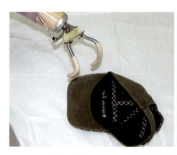
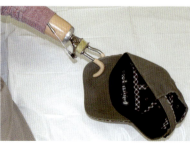
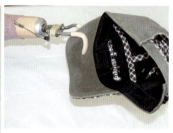

フック型の手先具による把持動作

体外力源義手はスイッチで操作や制御する電動義手や断端部の筋の活動電位を利用して操作する筋電電動義手がある.

筋電義手は高価であり，身体障害者福祉法の交付基準には含まれない.

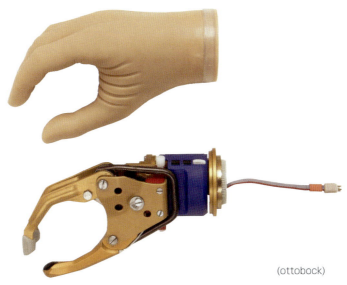

(ottobock)

筋電義手（センサーハンドスピード）
手先の開閉スピードと把持力は筋電シグナルの強さに比例する.

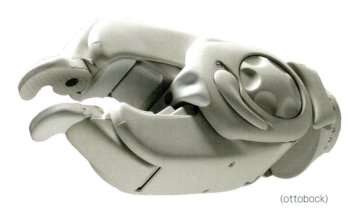

(ottobock)

筋電義手（作業用グライファー）
荷物を持つ作業、手先の作業、精密な把持が求められるような場面で有効.

B 義足

切断部位により股義足，大腿義足，下腿義足，足義足，足趾義足がある．

断端部と義足をつなぐソケット，股，膝関節の機能を代替する継ぎ手，足部からなり，さまざまな材質や部品を組み合わせて作成される．

ここでは，大腿義足および下腿義足について述べる．

大腿義足　trans-femoral prosthesis

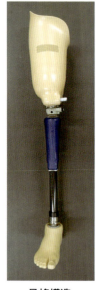

骨格構造

目的
切断後の歩行能力を再建すること．

特徴
義足の構成は，断端を収納し体重の支持や懸垂を行うソケットと，膝継手，足部からできており，現在は各部分を独立した部品で組み立てる骨格構造モジュラー義肢が主流である．部品の選択は，装着者の身体状況，活動内容によって異なる．

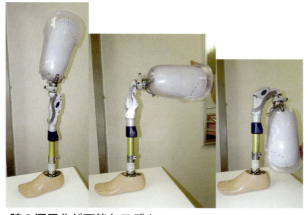

膝の深屈曲が可能なモデル

1. ソケット (socket)

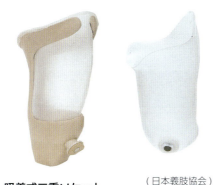

吸着式二重ソケット　（日本義肢協会）

　一重または二重構造であるが，二重構造のものには内ソケットと外ソケットが分離できるものもある．内ソケットは軟性の熱可塑性樹脂で断端を収納し，外ソケットは硬性の熱可塑性樹脂または熱硬化性樹脂で作られ，体重支持機能を有するフレキシブルソケットである．

1）機能による分類

(1) 差し込み式ソケット (plug fit socket)

断端とソケット内面との間にある程度大きいすきまがあり，断端袋の枚数や厚さで適合性を調整する．ソケットに断端を挿入するのは容易であるが，ピストン運動が起こり易い．

(2) 全面接触ソケット (total contact socket)

ソケット内面と断端との間の余裕をなくし，断端表面全体がソケット内壁と緊密に接触して懸垂力を持つ．構造からみて吸着式と非吸着式がある．

(3) 吸着式ソケット (suction socket)

ソケット内壁で断端の軟部組織を適度に圧迫することにより，ソケット内面と断端との間に接着作用を生じさせ，かつ，ソケット末端の死腔を陰圧にすることより懸垂力を持たせている．

(4) ライナーを用いたソケット

ソケットと断端の間に装着するソフトインサートの代わりに，シリコンやサーモプラスティック・エラストマー，ウレタンを材料としたライナーが使われる．末端に義肢懸垂のためのピンが付くものと付かないものがある．

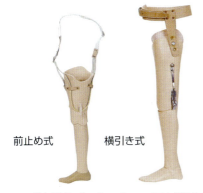

前止め式　横引き式

差し込み式ソケット　（日本義肢協会）

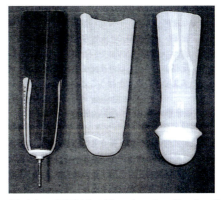

ライナーを用いたソケット　左：①，中：②，右：③

① ピンによる懸垂
ライナーに取り付けられたピンをライナーロックアダプタに差し込んで固定する.
② 膝周りの懸垂
ピンなしライナーを断端に被せてソケットを装着する.
③ 吸着による懸垂
シーム機能の付いたライナーを使い装着する. 加えて，空気排出バルブが取り付けられており，ライナーとソケットの間を密閉することで吸着させる.

2）形状による分類

(1) 四辺形ソケット (quadrilateral socket)
断端がソケット内に落ち込まないように，坐骨結節で支持する.
(2) 坐骨収納型ソケット (Ischial-Ramal Containment socket : IRC socket)
坐骨結節をソケット内に包み込み，坐位の快適性を提供する. さらに，外側では大転子上方までを包み込み，大腿骨を内転位に保持する.
(3) MAS (Marlo Anatomical Socket)
IRCソケットを改良したもので，前壁および後壁のトリムラインを低くして股関節の可動域拡大を実現した.

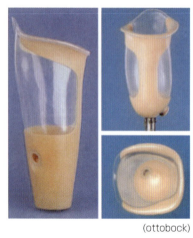

(ottobock)

四辺形ソケット

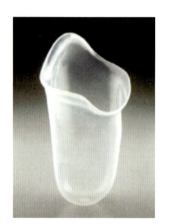

(ottobock)

IRCソケット

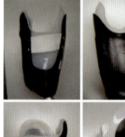
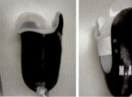

(幸和義肢)

MAS

2. ターンテーブル

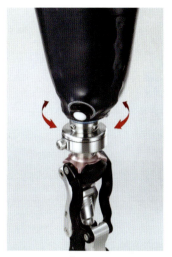

ターンテーブル

ソケット下部に取り付け膝継手以下を回旋させることで,「あぐら」など畳生活特有の動作を可能にする.

3. 膝継手

膝継手には単軸と多軸があり,立位の安定性やスムーズな歩行が可能になる.また,歩く速さを変えても速度に応じた歩行ができる.空気(または油圧)装置付の膝継手もある.

近年では電子制御(インテリジェント機能)によりその人の歩行スピードを最適にしていく膝継手もある.その他,急激な膝折れを機構的に防ぎ,同時に衝撃緩和を行うバウンシング機能や,荷重時にコンピューター制御を効かせるイールディング機能などを備えるものもある.

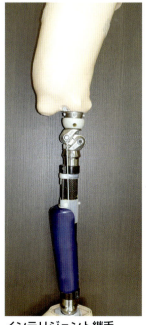

インテリジェント継手

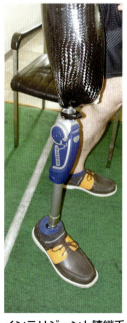

インテリジェント膝継手

4. 足 部

　義足の足部は，地面に接して体重を支える大切な役割がある．踵から接地し，全体重を支え，つま先で踏み出す．この自然な動きを再現するためにさまざまな種類，硬さの足部がある．踵に弾力を持たせ足関節の底背屈や踏み返しの動作を代替するSACH（solid ankle cushion heel）足，足関節の底背屈機能を代替する機構を持たせた単軸足部，凹凸のある路面や坂道にも対応した多軸足部，踵接地から荷重時に踏み返しの力を蓄えるエネルギー蓄積足部（energy-storing prosthetic feet：ESPF）などがある．

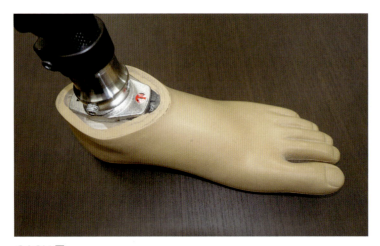

SACH足

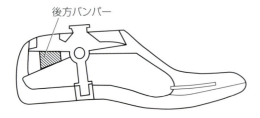

単軸足

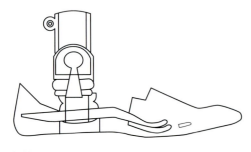

多軸足

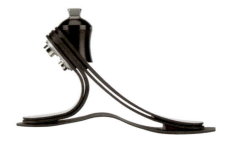

エネルギー蓄積足部

下腿義足　trans-tibial prosthesis

|目的|
下腿切断患者における歩行能力の再建．

|特徴|

1. 構造

●骨格構造　下腿義足
　豊富な種類の継手や足部などのパーツを組み合わせることができ，アライメントや高さの調整，パーツの交換も可能である．

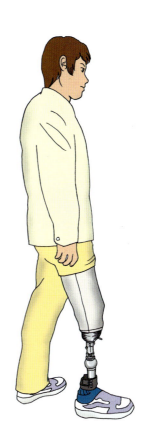

●殻構造　下腿義足
　義肢に働く外力を殻で支持し，同時にこの殻の外形が足の外観を整える構造の義足である．支持部は樹脂や木製でできているため完成後のアライメントや高さの調整が困難になる．

2. ソケット

(1) 差し込み式ソケット
　従来式とも呼ばれ，荷重性と膝の安定性を補うために大腿もも締めと膝継手を取り付ける．

(2) PTB（Patellar Tendon Bearing）ソケット
　カフバンドと呼ばれる懸垂バンドを用いて義足を懸垂し，膝の過伸展を防止する．主に膝蓋靱帯で体重支持を行う．

(3) PTS（Prothese Tibiale Supracondylienne）ソケット
　大腿骨内外側顆および膝蓋骨上部を覆う自己懸垂型のソケットである．断端との接触面が広く側方への安定性がよいため膝関節の動揺を防ぐ．また，膝関節の過伸展を防止しソケットと断端のピストン運動が少ない．

(4) KBM（Kondylen Bettung Munster）ソケット
　膝蓋部を出し，大腿骨顆部を覆うことで懸垂をするためバントが不要である．ソケット両翼により側方への安定性がよいため，膝関節の動揺を防止し，ソケットと断端のピストン運動が少ない．

(5) TSB（Total Surface Bearing）ソケット
　体重をソケットの全表面で支持する．シリコンライナーを使用するため，ソケットと皮膚の間に発生する剪断力を吸収し皮膚を保護する．

3. ライナー

　ソケットを断端部に装着する際に，断端袋という靴下用の製品を装着していたが，現在ではシリコン製のライナーが用いられることが多い．皮膚とソケットのズレによる摩擦を減少させたり，衝撃の緩衝材としての役目や，荷重時の部分的に加わる圧を分散させるなど，断端への負担を軽減させ断端を保護する効果もある．ソケットの構造に合わせ以下のような種類がある．

(1) ピンによる懸垂
　ライナーに取り付けられたピンをソケットのライナーロックアダプタに差し込んで固定する．

(2) 膝周りの懸垂
　ピンなしライナーを断端に被せてソケットを装着する．

(3) 吸着による懸垂
　シーム機能の付いたライナーを使い装着する．加えて，空気排出バルブが取り付けられており，ライナーとソケットの間を密閉することで吸着させる．

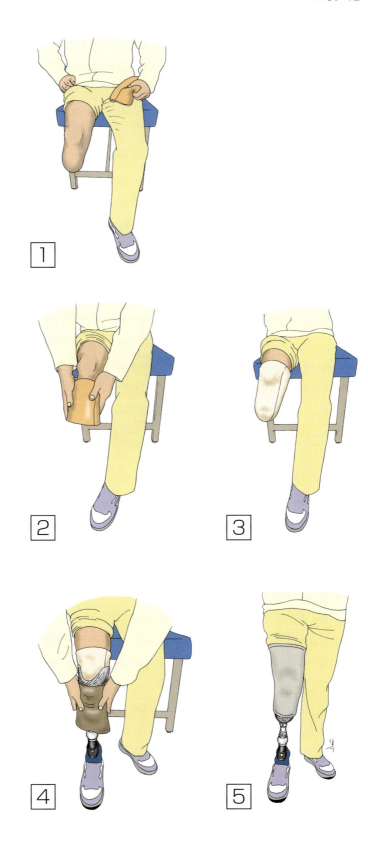

170 6章 義 肢

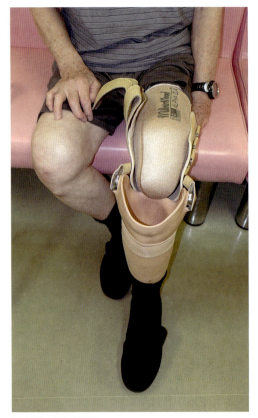

短断端用下腿義足

4. 足 部

大腿義足と同様の足部部品が選択される．

義足のアライメント調整の実際

　義足のアライメントとはソケットと足部の相対的位置関係のことと定義されているが，できる限り格好よく快適に歩けるように義足を整えることであると解釈できる．切断者はソケットを通じて義足を随意的に制御しながら歩行する．立脚期の安定性，遊脚期の振り出し易さ，重心の滑らかな移動などは，個々の切断者の状態に応じてソケット，膝継手，足部の位置関係を調整することで最大限に高めることができる．この作業は以下の順に進めていく．

1．ベンチ・アライメント

　ソケット，膝継手，足部を理論通りに組み立てる作業で，患者に装着する前に専ら義肢装具士によって行われる．足部の底屈・背屈角度は重要であり，履く靴の踵の高さで異なってくるため，切断者に装着させる前に本人の靴を装着した状態で踵の高さに合わせて調整しておくと，以後のアライメント調整がしやすくなる．

2．スタティック・アライメント

　組み立てられた義足を患者に装着させ歩行させる前に，安全に歩行できるかを確認するために行う作業であり，立位において前額面と矢状面をチェックする．ここでは安全確保のため平行棒など固定器具を活用して作業を行うようにしてほしい．大腿切断者で最も恐れられている膝折れ転倒というリスクは，下腿切断者であってもアライメントの如何によって発生し得る．筆者は義足歩行にかなり習熟した高齢の下腿切断者に義足を更新した際，最初から杖歩行をさせて転倒骨折をさせてしまった苦い経験がある．主な着眼点は以下のとおりである．

1）大腿義足の場合
（1）前額面での観察
　　　　肩幅よりやや狭めの足幅で立つ．
　　　　義足長は健側と等しく両側の腸骨稜は水平であること．
　　　　トウアウトは健側に合わせること．
　　　　ソケットの縦軸に対して膝継手軸と足継手軸は直角であること．
　　　　ソケットの初期内転角は適正であること．中殿筋を働きやすくする目的で初期内転角がつけられており，その過不足は下腿パイプの傾きで判断する．四辺形ソケットでは基本的に下腿部パイプは垂直であり，これが外側へ倒れ足底内側に隙間が生じる場合は不足，内側へ倒れ足底外側に隙間がある場合は過大である．坐骨収納型ソケットでは下腿部パイプはわずか内側に倒れて足底外側に隙間があるのが基本である．
（2）矢状面での観察
　　　　ソケットの初期屈曲角は適正であること．これは膝の安定性を確保するために重要であり，切断者に足踏みをさせてみるとわかりやすい．義足足部が健側足部より前方にある，つま先が浮き上がっている，膝がガクガク笑う，腰椎前弯が増大しているような場合は，初期屈曲角が不足しており膝折れが生じやすい状態にある．逆に，義足

足部が健側足部より後方にある，踵が浮き上がっている，膝が伸びたまま曲がりにくい，腰椎が後弯しやすいような場合は，初期屈曲角が大き過ぎる．大殿筋を働きやすくする目的で初期屈曲角がつけられており，標準的には屈曲拘縮 +5 度で，これを増やすと相対的に義足長は短くなるので義足長の調整も必要となる．

2）下腿義足の場合

（1）前額面での観察

ソケットと足部との内外側位置関係とソケットの初期内転角が適正であること．ソケットに対し足部が内側にずれている時やソケットの初期内転角が不足している時は，義足が外側に倒れる感じがし足底内側が浮き上がる．逆に，ソケットに対し足部が外側にずれている時やソケットの初期内転角が過大な時は，義足が内側に倒れる感じがし足底外側が浮き上がる．下腿軸は床面に直角が基本である．

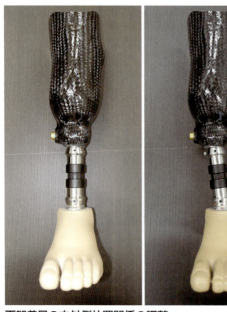

下腿義足の内外側位置関係の調整

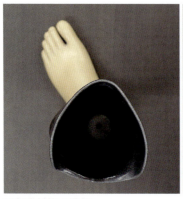 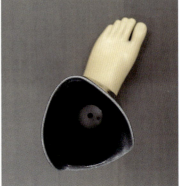

足部内外旋の調整

(2) 矢状面での観察

ソケットと足部との前後位置関係とソケットの初期屈曲角が適正であること．体重支持のためにソケットを少し前傾させて初期屈曲角をつけてあるが，標準的には短断端で20度強，長断端で5～10度である．ソケットに対し足部が後方にずれている時やソケットの初期屈曲角が大きく前傾しすぎている時は，義足が前に倒れる感じになって膝が折れやすい．踵の低い靴から高い靴に履き替えた時にも同様な現象が生じる．逆に，ソケットに対し足部が前方にずれている時やソケットの初期屈曲角が不足して垂直に近づいている時は，義足が後ろへ倒れる感じになり膝が過伸展して曲がりにくくなる．踵の高い靴から低い靴に履き替えた時に足部を低屈位にしたままにしておくと同様な現象が生じる．

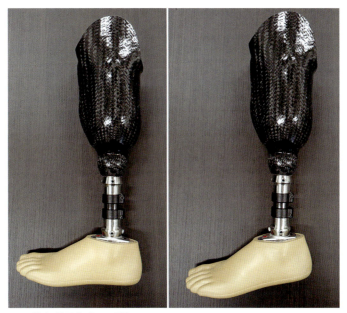

足関節底背屈角度の調整

3．ダイナミック・アライメント

患者に試し歩行を行わせ，より格好良く，効率よく，快適に歩けるように調整を行う．前後・側面それぞれ視点の高さを変えて観察する．歩行能力の高い切断者では1時間以上歩かせてから観察することや，平坦路のみでなく坂道，階段，悪路などを歩かせることもある．スタティック・アライメントで確認した事項が問題視される場合は再確認する必要がある．歩行後は必ずソケットをはずして断端を観察し異常の有無を確認しておく．

1）大腿義足
（1）前額面での観察
・義足を常に外転させて歩き骨盤の外側移動と体幹の側屈を伴っている場合．

断端の外転拘縮で生じることがあり，できる限り可動域の拡大を図るようにする．
義足が長過ぎることや初期内転角が不足していることによって当然このようになるが，それらを再確認した上で以下をチェックする．
ソケット内壁が高過ぎて内股部に傷・皮膚炎ができていないか
内転筋ロールができていないか．
ソケット外壁に隙間があって支持不十分ではないか．
旧式義足の場合は骨盤帯の取り付け位置が外側に寄ってないか．
ソケットに対し足部が外側に寄り過ぎていないか．この場合，内側へ倒れる感じがして歩幅が広くなり一見外転しているようになる．

- 立脚中期に体幹が義足側へ側屈する場合．
  断端が短くソケット外壁での支持が不十分なことがあり，仕方ない面もあるが，できる限りソケット外壁を高くすることで可能な限り補う．
  断端の外転筋力の低下で生じることがあり，できる限り筋力増強を図る．
  義足が短い場合も当然このようになるが，それを再確認した上で以下をチェックする．
  ソケット外壁に隙間があって支持不十分ではないか．この場合，断端の外側末梢部に疼痛を伴うこともある．
  ソケットに対して足部が外側に寄り過ぎてはいないか．

- 遊脚期に義足を分廻し状に振り出す，または健側で背伸びしながら義足を振り出す．
  義足が長過ぎると当然このようになるが，それを再確認した上で以下をチェックする．
  遊脚期にソケットの牽垂が不十分でピストン運動が起こり義足が下がることはないか．
  膝継手が安定し過ぎて遊脚期に曲がりにくくはないか．これにはソケットの初期屈曲角やソケットと足部の位置関係，膝継手の摩擦抵抗，膝伸展補助バンドの強度が関係する．

- 踵接地時に足部が回旋する場合．
  足部の底屈バンパーが硬過ぎることはないか．
  ソケットが緩くて断端が回旋しやすくはないか．

- つま先離れ時に足部が回旋する場合（ホイップ）．
  足部のトウブレーキが進行方向と直角になっていないことはないか．
  ソケットが緩くて断端が回旋しやすくはないか．
  膝継手の外反や内反はないか．

(2) 矢状面での観察
- 立脚期に腰椎前弯が増強する場合．
  断端の屈曲拘縮で生じることがあり，できる限り可動域の拡大を図る．
  腹筋や断端の伸展筋の筋力低下による骨盤前傾で生じることがあり，できる限り筋力

増強を図る．
　ソケットの初期屈曲角が不足している場合も当然このようになるが，それを再確認した上で以下をチェックする．
　ソケット後壁の適合が不良で断端後面に痛みはないか．
　ソケットの坐骨受けに坐骨部が十分に乗りにくい状態はないか．

- 立脚中期以降に体重を移動しにくく坂道を登る感じや丘を乗り越える感じがする場合．
　ソケットに対して足部が前方にずれていて膝が曲がりにくくなってはいないか．
　膝継手軸の位置が後方に寄り過ぎてはいないか．

- 立脚中期以降に重心が沈み込んで坂道を下る感じがする場合．
　ソケットに対して足部が後方にずれていて膝が曲がりやすくなってはいないか．
　膝継手軸の位置が前方に寄り過ぎてはいないか．

- 遊脚期に膝を伸展させると勢い良く衝撃音がする場合（ターミナルインパクト）．
　膝継手の摩擦抵抗が不十分ではないか．
　膝伸展補助バンドが強すぎはしないか．

　踵接地時に足部が急に底屈し足底が床を叩く音がする場合（フットスラップ）．
　足部の後方バンパーが体重に比して弱過ぎはしないか．

2）下腿義足
　ここに挙げた着眼点以外は大腿義足の場合とほぼ共通の観点から観察し判断すればよい．

（1）前額面

- 立脚中期に義足が外側へ倒れる感じがし，ソケット外壁に隙間または内壁に圧迫感が生じる場合．
　ソケットに対し足部が内側にずれてはいないか．
　ソケットの初期内転角が不足してはいないか．

- 立脚中期に義足が内側へ倒れる感じがし，ソケット内壁に隙間または外壁に圧迫感が生じる場合．
　ソケットに対し足部が外側にずれてはいないか．
　ソケットの初期内転角が大きすぎはしないか．

- 踵接地時に足部が回旋する場合．
　踵クッションまたはバンパーが硬すぎはしないか．
　SACH足部の場合に靴が窮屈すぎて踵部分に隙間が乏しいことはないか．
　ソケットが緩くて断端が回旋しやすくはないか．

- つま先離れ時に足部が回旋する場合（ホイップ）.
  足部のトウブレーキが進行方向と直角になっていないことはないか.
  ソケットが緩くて断端が回旋しやすくはないか.

(2) 矢状面
- 踵接地時に膝折れが起こる場合.
  踵クッションまたは踵バンパーが硬すぎることはないか（SACH足部の場合には靴が窮屈過ぎて隙間に乏しいことはないか）.
  ソケットの初期屈曲角が大きすぎることはないか.
  ソケットに対し足部が後方にずれてはいないか.

- 踏み返し時に坂を登る感じや丘を乗り越える感じがする場合．（同時に健側のstride長は短くなりやすく，遊脚期にトウクリアランスが不足してつまづきやすくなる．）
  ソケットの初期屈曲角が不足してはいないか.
  ソケットに対し足部が前方にずれてはいないか.

- 立脚後期に膝屈曲が早まりやすく重心が沈みこむ感じがする場合.
  ソケットの初期屈曲角が大きすぎることはないか.
  ソケットに対し足部が後方にずれてはいないか.

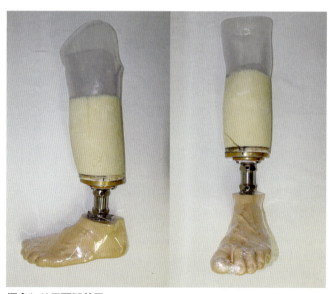

仮合わせ用下腿義足
仮合わせの段階で，ダイナミックアライメントの調整を行う.

7章 疾患別装具

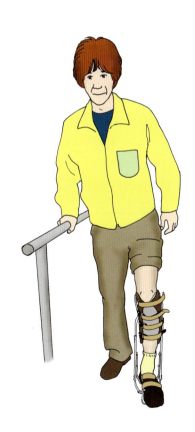

脳血管障害

1. 重度片麻痺（急性期）－両側金属支柱付靴型長下肢装具－

症例

65歳男性，既往に心房細動があったが特に治療は行っていなかった．右上下肢脱力，言語障害が出現し急性期病院へ搬送され，画像検査で左中大脳動脈領域の心原性脳塞栓症と診断され入院となった．入院翌日より，リハ依頼となった．リハ開始時，意識は清明であり，失語症を認めたが言語理解はある程度可能であった．右上下肢には，重度の片麻痺を認め，弛緩性麻痺であり徒手筋力テストはすべて0であった．また，左手で手すりを持っても立位は不能であった．リハ開始にあたり，右下肢麻痺に対する装具を作製することとなった．

装具選択のための本症例のポイントは？

1. 右下肢は全く支持性がなく，自分では立位もとれない．
2. 急性期であり機能，能力改善のために訓練を進める必要がある．
3. 訓練により機能，能力が向上する．

どんな装具を選んだらいいの？

本症例は，右下肢の支持性が全くないため，右下肢をサポートするためには，支持性・安定性が高く，しかも高強度の装具が必要である．また，装具を使用し訓練を進めるため，訓練を効果的に進めることができ，機能や能力の向上に合わせて調節可能な装具が必要である．

以上の理由から，本症例は，強度と安定性を重視し下肢全体をサポートできる両側金属支柱付靴型長下肢装具を選択する．

実際の装具とその特徴は？

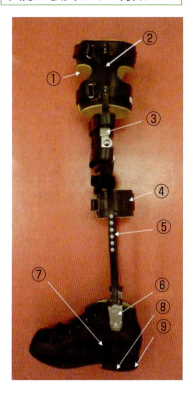

① 訓練士が下肢の振出を補助する際に半月部分を持ちやすいようするために，大腿半月前方にポケットや取手をつける．
② 支持性・安定性・強度を向上させるため金属支柱を使用する．
③ ひざ継手は，伸展位で固定できるようにリングロックを使用する．
④ 下腿半月は強度を向上させるため後方の金属部分の幅を広くする．
⑤ 機能や能力の向上に合わせて短下肢装具に変更できるよう大腿部は取り外し可能とする．
⑥ 足関節継手は機能や能力にあわせて角度を調節できるようにダブルクレンザックを使用する．
⑦ 足部の支持性と強度を増すために靴にはロングカウンターとロングシャンクを使用する．
⑧ 足部の安定性を増すために靴には内外側にフレアーを使用する．
⑨ 踵接地から足底接地までをスムーズに行え，歩行訓練をし易くするためサッチヒールを使用する．

2．重度片麻痺（回復期）－両側金属支柱付靴型短下肢装具－

症例

55歳男性，毎年会社の健診で高血圧，糖尿病，脂質異常症を指摘されていたが，仕事が忙しく医療機関を受診していなかった．朝，喋りにくさを感じたがそのまま会社に出勤した．徐々に右手足の力が入りにくくなり，会社の人に受診を勧められたが様子をみていた．夕方に会社のトイレで立てなくなっているのを発見され救急車で搬送された．画像検査で左中大脳動脈領域のアテローム血栓性脳梗塞と診断され入院となった．入院翌日より急性期病院でリハが開始され麻痺の改善傾向を認めていた．発症より3週間後，社会復帰を目指して回復期リハ病院に転院となった．転院時の右下肢（麻痺側）の徒手筋力テストは腸腰筋は3，大腿四頭筋は2，前脛骨筋と腓腹筋は0であった．また，右上下肢に軽度痙縮をみとめるようになっていた．

装具選択のための本症例のポイントは？

1. 右下肢の重度麻痺が残存している.
2. 痙縮を認める.
3. 社会復帰・復職を目指している.

どんな装具を選んだらいいの？

　本症例は急性期リハで麻痺の改善傾向を認めており，右腸腰筋の筋力はある程度あるため下肢の振り出しは可能である．しかし，右膝関節の支持性・安定性は低く，足関節は支持性がないため下肢装具は必要と判断できる．大腿四頭筋筋力低下により容易に膝過伸展となる恐れがある．痙縮の制御も必要である．膝関節を保護しながら安定した歩行を進めることができる足関節を固定する高強度の装具を選ぶことが望ましい．また，装具を使用し訓練を進めるため，訓練を効果的に進める事ができ機能や能力の向上に合わせて調節可能な装具が必要である．さらに本症例は社会復帰，復職を目指しており，屋外での相当距離歩行自立を想定した装具の選択が望まれる．

　以上の理由から，下腿全体をサポートでき，足関節の可動域を調整できる両側金属支柱付靴型短下肢装具を選択する．

実際の装具とその特徴は？

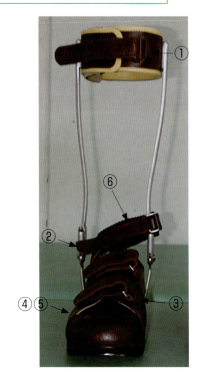

① 下腿半月は強度を向上させるため後方の金属部分の幅を広くする.
② 足関節継手は機能や能力にあわせて角度を調節できるようにダブルクレンザックを使用する.
③ 足部の支持性と強度を増すために靴にはロングカウンターとロングシャンクを使用する.
④ 足部の安定性を増すために靴には内外側にフレアを使用する.
⑤ 踵接地から足底接地までをスムーズに行え歩行訓練をしやすくするためサッチヒールを使用する.
⑥ 足関節に内反を認める場合はストラップを取り付ける.

3. 中等度片麻痺－プラスチック短下肢装具－

症例

一人暮らしの78歳男性．ある朝，左の下肢に全く力が入らないことに気づき近くの整形外科を受診した．脊髄疾患を認めなかったため神経内科に紹介となり，右前大脳動脈領域の脳梗塞による左片麻痺と診断された．同日入院しリハ開始となった．2週間後，回復期リハ病院に転院した．転院時の左下肢の徒手筋力テストは腸腰筋は4，大腿四頭筋は4，前脛骨筋と腓腹筋は2であった．

装具選択のための本症例のポイントは？

1. 左下肢の中等度麻痺が残存している．
2. 高齢者で若年に比して体力（運動耐用能），筋力の低下が予想される．

どんな装具を選んだらいいの？

本症例は，左股・膝関節周囲の筋力は比較的あるが，左足関節は支持性・安定性が乏しいため下肢装具は必要と判断できる．左大腿四頭筋筋力低下により容易に膝過伸展となる恐れがある．膝関節を制御しながら安定した歩行を進めることができる足関節を固定する装具を選ぶことが望ましい．また，装具を使用し一人暮らしの日常生活を送るに当たり，当患者の年齢を考慮し軽量で屋内外兼用できるプラスチック短下肢装具を選択する．

実際の装具とその特徴は？

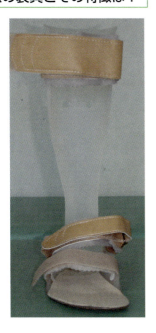

① 皮膚の接触面が大きく，採型を必要とする．
② 長さや足関節部分の幅により制動力・強制力を調節できる
③ 軽量である．
④ 靴を履けば屋外でも使用できる．

4. 中等度片麻痺－ゲイトソリューション－

症 例

　57歳女性．既往に糖尿病があったが未治療であった．自宅周辺には坂が多く，発症前は買い物や家事を行っていた．突然の右片麻痺が出現し，画像検査で脳梗塞と診断され急性期病院へ入院となり，プラスチック製短下肢装置（シューホーンタイプ）が作製された．リハ継続目的で回復期リハ病院へ転院となった．転院時，感覚障害はなく，徒手筋力テストにて，右下肢4であり，右下腿三頭筋の筋緊張は中等度であった．このため歩行時に軽度内反と反張膝が認められ，T字杖とプラスチック製短下肢装置（シューホーンタイプ）を使用しても監視が必要な状態であった．そこで，歩行能力向上のために装具を再作製することとなった．

装具選択のための本症例のポイントは？

1. 内反による足底接地困難があり，T字杖とプラスチック製短下肢装置（シューホーンタイプ）を使用しても監視が必要である．
2. 適切な装具療法により能力が向上する．
3. 自宅へ退院するにあたり，屋外での移動能力の向上が必要である．

どんな装具を選んだらいいの？

　本症例は，発症時にプラスチック製短下肢装置（シューホーンタイプ）を作製されたが，軽度の内反や反張膝による歩行能力の低下が認められた．そのため，軽度の内反と底屈を制動する装具が必要である．さらに女性ということや，自宅復帰後に特に屋外での活動量が増大する点を考え，外観や重量，履きやすさも考慮する必要がある．

　以上の理由から，本症例は，軽度の内反と底屈を制動することができ，油圧によるサポートが可能で，なおかつ比較的軽量で外観がよく，脱着がしやすいゲイトソリューションを選択する．

実際の装具とその特徴は？

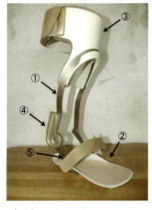

ゲイトソリューション

① 支柱部分にはチタンを使用し，370ｇと軽量化されている．
② 装具の上から靴の履きにくさを解決するために足部を最小限の形状にしている．
③ 前方支柱，後ろカフの構造であるため，装具を靴に入れた状態で後方から足を入れて履くことが可能である．
④ ねじで油圧による底屈制動力を1（効力小）〜4（効力大）の範囲で無数階段の調節が可能である．背屈方向は無抵抗に動く構造である．
⑤ あぶみと支柱によって内反制動が可能である．

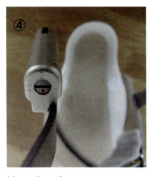
油圧バンパー

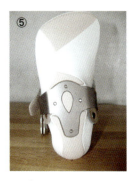
あぶみ

5. 軽度片麻痺−オルトップ−

症 例

65歳男性．既往に高血圧，脂質異常症があったが特に治療は行っていなかった．左上下肢の脱力が出現し急性期病院を受診した．脳梗塞の診断で入院となり保存的加療とリハを受けて両側金属支柱付靴型短下肢装具で自宅退院した．その後も通院リハを続け，自宅では裸足でも歩行できたが左足部の尖足があり歩行しにくさを自覚していた．

室内用の装具作製を希望し外来受診した．内反尖足ではあったが，足部に著明な可動域制限や痙縮はなく徒手筋力テストで左大腿四頭筋は5，左前脛骨筋は3程度であった．

装具選択のための本症例のポイントは？

1. 患側の足関節に拘縮はなく，立脚時に患側踵は地面に接地する．
2. 立脚時に患側の足指に痙性が出ない．
3. 遊脚期に軽度の内反尖足が出現する．

どんな装具を選んだらいいの？

本症例は，膝の伸展が十分にできた．内反尖足を認めるが，立脚時には踵接地が可能で歩行時に反跳膝は出現しない．遊脚時の内反尖足を解消させる装具が必要である．

以上の理由から，本症例は，遊脚時の足部のクリアランスを改善させるオルトップを選択する．

実際の装具とその特徴は？

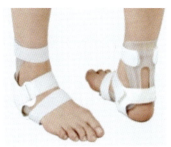

① 足関節の固定は弱いため，いくらかの可動性がある．
② 軽度の片麻痺，腓骨神経麻痺に適応がある．
③ ほかの短下肢装具に比べて，小さく，軽量である．
④ 室内での装着が可能で，そのまま靴を履くことができる．

(川村義肢)

B 脊髄障害

1. 頚髄損傷（C5レベル）－自助具－

症例

65歳男性，5mの高さから転落し受傷．直後から四肢麻痺が出現し急性期病院へ搬送され，画像検査でC4/5脱臼骨折と診断され入院し手術加療された．手術翌日に，リハ依頼となった．リハ開始時，意識は清明で見当識障害はなかった．四肢麻痺があり徒手筋力テスト（右/左）は上腕二頭筋4/5，橈側手根伸筋0/0，以下全て0/0であった．感覚は触覚，痛覚共にC6以下で3/10の鈍麻，T3以下脱失．尿意，便意ともなく肛門周囲感覚脱失，肛門括約筋随意収縮なかった．訓練を進める中でADL動作獲得のために，自助具，手関節固定装具の作製をおこなうこととなった．

装具選択のための本症例のポイントは？

1. 両上肢手関節以遠の完全麻痺があるため，手の使用ができない．
2. 肘関節の屈曲は可能であるため，食事動作，整容動作の一部は，獲得することが可能である．
3. 装具により，ADL訓練が可能となる．

どんな装具を選んだらいいの？

本症例は，上腕二頭筋による肘屈曲動作までしかできないため，手部，手指を利用した動作が困難である．前腕を支持し，手関節を固定して自助具を使用することで，整容動作，食事動作などADL動作が一部可能となる．

以上の理由から，本症例は，手関節固定装具（cock-up型装具），自助具（スプーン，フォークなど）の作製を選択する．食事，整容動作時にはスプリングバランサーを利用する．

実際の装具とその特徴は？

① 手関節固定装置は，手関節が下垂しないように軽度背屈位で固定する．
② その上でホルダー付きフォークやスプーンを手掌側に装着する．
③ C5レベルで手が口元まで届きにくいときには，スプリングバランサーや滑車などで補助を行う．
④ スプリングバランサーは三角筋，上腕二頭筋の筋力が徒手筋力テスト2程度あれば実用性があるが，上肢屈筋群の緊張が高い場合などは後上方に支点をとった滑車の使用が有効な場合がある．

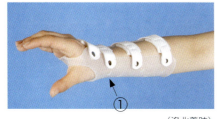
（洛北義肢）

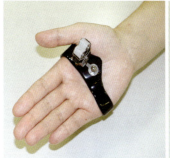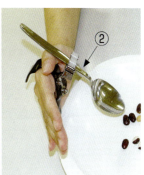
自助具

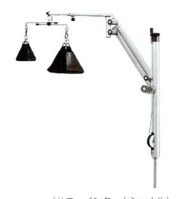
（ハニーインターナショナル）
スプリングバランサー

2．頚髄損傷（C6レベル）－把持装具－

症例

28歳男性．海で3mの高さから飛び込んだ際に頭部を打撲し受傷．四肢麻痺，膀胱直腸障害が出現し急性期病院へ搬送された．画像検査でC5. 6の破裂骨折とC5後方脱臼を認め，手術加療された．術後3日目に，リハ依頼となった．リハ開始時，意識は清明で見当識障害はなかった．四肢麻痺があり徒手筋力テスト（右/左）は上腕二頭筋5/5，橈側手根伸筋4/4，上腕三頭筋0/0，以下全て0/0であった．感覚は触覚・痛覚共に両側C8レベル以下で6/10 Th3以下で感覚は脱失．尿意，便意ともなく肛門周囲感覚脱失，肛門括約筋の随意収縮はなかった．訓練を進める中でADL動作獲得のために，自助具，把持装具の作製をおこなうこととなった．

装具選択のための本症例のポイントは？

1. 両側手関節背屈は可能であるが，手指が随意的に動かすことができない．
2. 肘関節屈曲，手関節背屈は可能であるため，食事動作，整容動作，自己導尿動作，車いす駆動操作の獲得が可能である．
3. 装具により，ADL能力の向上が期待できる．

どんな装具を選んだらいいの？

本症例は，上腕二頭筋による肘関節屈曲動作，橈側手根伸筋による手関節背屈までは可能だが，手関節掌屈，手指を利用した動作が困難である．しかし，テノデーシス（tenodesis）握り（手関節背屈により手指が屈曲，掌屈により伸展することを利用した握り動作）を使っての把持が可能である．移乗は介助を要するが，平地であれば滑り止め手袋を装着して車いす駆動も可能である．また，自助具を使用することで，整容動作，食事動作など ADL 動作が可能となる．

以上の理由から，本症例は，手関節駆動式把持装具（Engen 型），自助具（万能カフ，滑り止め手袋など）の作製を選択する．

実際の装具とその特徴は？

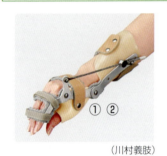
（川村義肢）
手関節駆動式把持装具

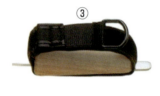
万能カフ

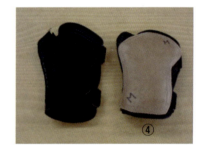
滑り止め手袋

① 手関節駆動式把持装具では，母指は対立位に固定，手関節を背屈すると手指が屈曲し，母指と示指・中指を使用してつまむことができる．
② 手関節駆動式把持装具では，発症早期にテノデーシスでの把持機能練習の際に導入することがある．
③ 万能カフはマジックテープで固定，ポケット部に道具を差し込み手に固定させて使用する．
④ 滑り止めが掌側についており，上腕二頭筋と三角筋を用いて，手掌全体で車いすのハンドリムを前方に押し出すことにより，車いす駆動を行う．

3. 頚髄損傷（C7 レベル）－車いすⒶ－

症 例

47 歳男性，乗用車運転中に事故で受傷．急性期病院へ搬送され，画像検査で C6/7 脱臼骨折，C6 椎体・椎弓骨折を認めた．頚髄損傷と診断され入院し手術加療（頚椎前方固定術）された．手術翌日に，リハ依頼となった．リハ開始時，意識は清明で見当識障害はなかった．四肢麻痺があり徒手筋力テスト（右／左）は三角筋 5/5，上腕二頭筋 4/5，橈側手根伸筋 5/5，上腕三頭筋 4/4，総指伸筋 4-/4，浅指屈筋 0/0，深指屈筋 0/0，小指外転筋 0/0，以下全て 0/0 であった．感覚は触覚，痛覚共に C7 以下で 4/10 の鈍麻，T4 以下脱失．尿意，便意

ともなく肛門周囲感覚脱失，肛門括約筋の随意収縮はなかった．訓練を進める中で自身専用の車いす作製をおこなうこととなった．

装具選択のための本症例のポイントは？

1. 本症例の頚髄損傷では，手指の随意屈曲が困難なため，巧緻動作ができない．
2. 肘関節の伸展は可能であるため，プッシュアップ（両上肢を使って殿部を浮かせること）が可能であり，食事動作，整容動作，移乗動作，車いす駆動動作を獲得させたい．
3. 車いす駆動時はハンドリムの把持が困難であるため，車いす作製時に工夫が必要である．

どんな装具を選んだらいいの？

　本症例は，上腕三頭筋による肘伸展動作，手指の伸展は可能であるが，手指の屈曲などの巧緻動作が困難である．プッシュアップは可能であるため，ベッド，トイレ⇔車いすの移乗だけでなく，床⇔車いすの移乗も一部では可能となる．車いす駆動は可能だが，ハンドリムの把持は難しいため，滑り止め手袋などを装着して手関節前面（手掌）部をハンドリムに押し当てて駆動を行う．また，キャスター挙上も可能である．プッシュアップによる除圧も可能であるが，クッションによる除圧は必須である．

　以上の理由から，本症例においては普通型車いすの作製を選択する．

実際の装具とその特徴は？

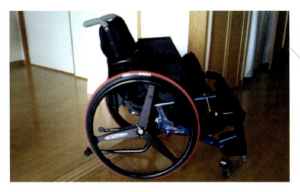
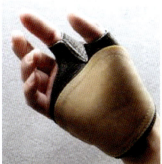

滑り止め手袋

① 座面幅，アームレスト高，背もたれ高，車軸の位置など個人の体型，能力に応じて選択する．
② ハンドリムにはグローブとの摩擦力を高めるためビニールコーティングを施すのが一般的である．
③ クッションはさまざまな素材がある．（スポンジ，ウレタン，空気式フローテーションパッド，ジェル状素材など）
④ 車いす用手袋は手部のみ，前腕までなど長さもさまざまだが，ハンドリムと接する部分にはゴム素材を用いることが多い．

4. 胸腰髄損傷−車いす Ⓑ −

症例

30歳男性，既往症は特にない．バイク走行中に転倒事故で受傷した．急性期病院へ搬送され，画像検査でT10破裂骨折，胸髄損傷と診断された．緊急で胸腰椎後方除圧固定術を施行され，翌日よりリハを開始した．リハ開始時，意識は清明であり，対麻痺を認めた．体幹の筋力は保たれ端座位保持が可能であったが，両下肢は弛緩性麻痺で徒手筋力テストはすべて0であり，立位保持は不可能であった．自宅退院と社会復帰を目標に，完全対麻痺に対して装具を作製することとなった．

装具選択のための本症例のポイントは？

1. 両下肢は全く支持性がなく，自分では立位もとれない．
2. 体幹の筋力は保たれており，端座位保持は可能である．
3. 若年であり，今後の社会復帰を視野にいれ，車いすでのADLを早期に獲得する必要がある．

どんな装具を選んだらいいの？

本症例は，胸髄の完全損傷であり，両下肢の支持機能の回復はまず期待できないため，車いすでのADL自立を目指す必要がある．テーラーメイドの車いすでは，操作性が劣るため，訓練を効果的に進めることができない．座面幅，座面後，フットレスト，背もたれなど，車いすのパーツを能力に合わせて調節可能なセミオーダーメイドの車いすを選択する．

実際の装具とその特徴は？

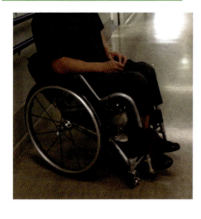

① 自走用の車いすなので，介護者が操作するためのハンドルは不要である．
② 座位姿勢での体幹保持は可能なので，上半身の動きを妨げないように背もたれを低くする．
③ 机に近づけるように，アームレストは前方部分がないタイプとする．
④ 前輪のキャスター上げを容易にするため，車輪の車軸を背もたれよりも前方にする．
⑤ 移乗の際になるべく近づけるようにフットレストをコンパクトにする．
⑥ 褥瘡を予防するためにクッションを使用する．

5. 胸腰髄損傷－長下肢装具－

症例

20歳男性．既往症はとくにない．自動車運転中に操作を誤り壁に衝突して受傷した．急性期病院へ搬送され，画像検査でT12脱臼骨折，胸髄損傷と診断された．緊急で胸腰椎後方固定術を施行され，翌日よりリハ開始となった．リハ開始時，意識は清明であり，対麻痺を認めた．経過とともに右下肢の筋力が増強し，徒手筋力テストで大腿四頭筋4，前脛骨筋1まで改善し，右下肢での片脚立位保持が可能となったが，左下肢は弛緩性麻痺のままであった．不全対麻痺に対して装具を作製することとなった．

装具選択のための本症例のポイントは？

1. 不全損傷であり，右下肢の筋力が改善し，右下肢の片脚立位が可能となった．
2. 左下肢の筋力回復が遅れ，支持性を期待できない．
3. 不全損傷であり，積極的な歩行訓練を行うことで麻痺が改善する可能性がある．

どんな装具を選んだらいいの？

本症例は，腰髄の不全損傷であり，リハビリにより対麻痺が改善傾向にあるため，歩行訓練を積極的に行えるようにすることが必要である．左下肢の支持性が全くないため，左下肢をサポートするためには，支持性・安定性が高く，しかも高強度の装具が必要である．また，装具を使用し訓練を進めるため，訓練を効果的に進めることができる機能や能力の向上に合わせて調節可能な装具が必要である．

以上の理由から，本症例は，強度と安定性を重視し下肢全体をサポートできる両側金属支柱付靴型長下肢装具を選択する．

実際の装具とその特徴は？

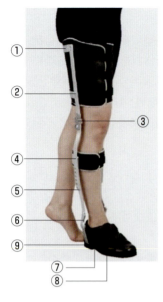

（川村義肢）

① 車いすに座っても邪魔にならないように大腿部を短くする．
② 支持性・安定性・強度を向上させるため金属支柱を使用する．
③ ひざ継手は，伸展位で固定できるようにリングロックを使用する．
④ 下腿半月は強度を向上させるため後方の金属部分の幅を広くする．
⑤ 機能や能力の向上に合わせて短下肢装具に変更できるよう大腿部は取り外し可能とする．
⑥ 足関節継手は機能や能力にあわせて角度を調節できるようにダブルクレンザックを使用する．
⑦ 足部の支持性と強度を増すために靴にはロングカウンターとロングシャンクを使用する．
⑧ 足部の安定性を増すために靴には内外側にフレアーを使用する．
⑨ 踵接地から足底接地までスムーズに行え歩行訓練をし易くするためサッチヒールを使用する．

6．胸腰髄損傷－短下肢装具－

症例

　36歳男性．既往症はとくにない．みかん畑で剪定作業中に3mの高さから転落して受傷した．急性期病院へ搬送され，画像検査でL1破裂骨折，腰髄損傷と診断された．緊急で腰椎後方除圧固定術を施行され，翌日よりリハビリ開始となった．リハ開始時，意識は清明であり，対麻痺を認めた．経過とともに両下肢の筋力が増強し，徒手筋力テストで大腿四頭筋3，前脛骨筋2，中殿筋2まで回復し，平行棒内であれば立位が可能となったが，両下肢支持性は不充分であり，下垂足が残存したままであった．不全対麻痺に対して装具を作製することとなった．

装具選択のための本症例のポイントは？

1. 不全損傷であり，下肢近位の筋力が回復して立位保持はできるようになった．
2. 下肢遠位の筋力回復が遅れ，下垂足を認める．
3. 不全損傷であり，積極的な歩行訓練を行うことで麻痺が回復する可能性がある．

どんな装具を選んだらいいの？

　本症例は，腰髄の不全損傷であり，リハにより対麻痺が改善傾向にあるため，歩行訓練を積極的に行えるようにすることが必要である．下肢の支持性は保たれているが，近位筋の筋力は十分ではなく，筋疲労により膝折れの危険がある．また，下肢遠位筋の麻痺による下垂足が残存している．現状の下肢機能をサポートするためには，支持性・安定性が高く，しかも高強度の装具が必要である．また，装具を使用し訓練を進めるため，訓練を効果的に進めることができる機能や能力の向上に合わせて調節可能な装具が必要である．

　以上の理由から，本症例は，強度と安定性を重視し下腿全体をサポートできる両側金属支柱付靴型短下肢装具を選択する．

実際の装具とその特徴は？

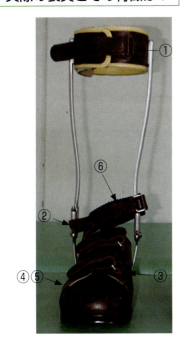

① 下腿半月は強度を向上させるため後方の金属部分の幅を広くする．
② 足関節継手は機能や能力にあわせて角度を調節できるようにダブルクレンザックを使用する．
③ 足部の支持性と強度を増すために靴にはロングカウンターとロングシャンクを使用する．
④ 足部の安定性を増すために靴には内外側にフレアーを使用する．
⑤ 踵接地から足底接地までをスムーズに行え歩行訓練をしやすくするためサッチヒールを使用する．
⑥ 足関節に内反を認める場合はストラップを取り付ける．

C 末梢神経障害

1. 橈骨神経麻痺 －ダイナミックスプリント－

症例

　48歳男性，バイクに乗車中自己転倒し，右上腕部に腫脹疼痛変形をきたし，急性期病院に搬送された．初診時右手関節，右手指伸展不能，橈骨神経領域に感覚障害も認め，X線写真にて第3骨片を伴う上腕骨骨幹部骨折を認めた．橈骨神経障害を伴う上腕骨骨幹部骨折と診断し，同日緊急手術を施行した．橈骨神経は骨折部で挟み込まれており，神経を骨折部から剥離しプレート固定を行った．術後よりリハを開始した．右肩，肘の筋力は保たれたが，右手関節，右手指の伸展は徒手筋力検査で1レベルであり，術後2週の段階で針筋電図検査でも橈骨神経支配筋より脱神経電位が認められた．神経回復に時間を要すると判断し装具を作製することとなった．

装具選択のための本症例のポイントは？

1. 右手関節，右手指伸展は不能であり，その回復には時間を要するが回復する可能性が残存している．
2. 手関節拘縮を起こさずに機能，能力改善のために訓練を進める必要がある．

どんな装具を選んだらいいの？

　本症例は，右上腕骨骨幹部骨折と右橈骨神経麻痺の合併例であり，橈骨神経は断裂しておらず，axonotomesis と考える．右前腕以下をサポートするためには，手関節を軽度背屈位にして支持性を得る必要がある．また，橈骨神経が改善する可能性も十分考えられるため，手関節に拘縮を起こさないようにして，装具を使用し訓練を進め，機能や能力の向上を獲得することが重要である．

　以上の理由から，本症例は，手関節を背屈位で保持し，かつ手関節を可動できる動的装具（ダイナミックスプリント）を選択する．

実際の装具とその特徴は？

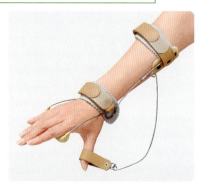

オッペンハイマー型装具　　（川村義肢）

① オッペンハイマー型装具と呼ばれる動的装具のカックアップスプリントである．
② 前腕近位を掌側で，遠位を背側で支持し，コイルスプリングと呼ばれる前腕支持部と連結されたピアノ線が手関節部でループを形成し，手掌部をパットを当てたロールで背屈位に保持する．
③ 母指伸展を補助するための装置も同時に取り付けて，屈曲拘縮を予防する．

2. 正中神経麻痺－対立装具－

症 例

　73歳女性，5年前より右母指から中指までしびれが出現するも放置していた．1年前より就寝時に右手に疼痛が出現し，近医内科にてプレガバリン，ビタミン剤を処方され疼痛は消失したため経過観察されていた．3ヵ月前より右手でのつまみ動作が困難になったとのことで，整形外科を紹介受診した．右手根管部にTinel徴候を認め右母指から中指まで3/10の感覚障害を認めた．右母指球筋は萎縮著明であり，対立運動は不可であった．正中神経運動神経伝導速度検査で遠位潜時が12.3 msecと延長し，かつ活動電位の振幅の著しい低下を認めた．右手根管症候群と診断し，手根管解放術ならびに対立再建術が行われた．術後2ヵ月経過し対立運動が軽度可能となったが，まだコインのつまみが不可であったためリハ依頼となった．リハ開始時，右手関節の運動は問題なく，右母指橈側外転30°，掌側外転20°，感覚障害は5/10であった．対立動作を補助するため装具を作製することとなった．

装具選択のための本症例のポイントは？

1. 正中神経低位麻痺であり，対立運動が困難であるが，手関節の支持性に問題はない．
2. 手術後2ヵ月経過しており，今後，対立機能の改善がみられるかどうかは不明である．
3. 対立動作を補助し，母指のADL訓練を進め，能力を向上させる必要がある．

どんな装具を選んだらいいの？

　本症例は，母指を対立位に保ちつまみ動作を行う必要があるが，右手関節の運動が全く問題ないため，前腕に固定部を持つ必要はなく，手部以下の装具でよい．その上で，炊事など日常生活でも手軽に使用できる装具が好ましいと考える．

　以上の理由から，本症例は，母指対立位をサポートできるプラスチック製の短対立装具を選択する．

実際の装具とその特徴は？

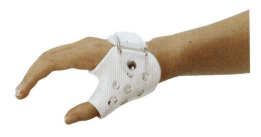

（日本義肢協会）

① 母指と示指間部のCバーと母指伸側部の対立板により母指の対立位を保持するstaticな構造である．
② 素材はプラスチック製である．
③ 手掌部を横切って装具が存在するため，MP関節の運動を阻害しないように作成する必要がある．

3. 総腓骨神経麻痺－下垂足防止装具－

症例

　82歳女性，自宅内で転倒し急性期病院へ搬送され，画像検査で左大腿骨転子下骨折と診断され入院となった．既往に脳梗塞があり，抗血小板薬を服用していたが，麻痺は存在しなかった．直ちに左下肢介達牽引1.5 kgを開始し，手術まで10日間の抗血小板薬を中止したうえで全身状態の改善を図り髄内釘固定を行った．手術翌日，左足関節と左足趾背屈困難が出現し，膝窩部坐骨神経電気刺激にて腓腹筋収縮は得られたが，前脛骨筋の収縮は認めなかった．腓骨頭で総腓骨神経を刺激しても足関節背屈はみられなかった．左大腿骨転子下骨折術後の総腓骨神経の合併と診断した．手術翌日より，リハ依頼となった．坐位，起立訓練と進めていくも，1週間経過した段階でも左足関節背屈困難は残存しており，下垂足防止のため装具を作製することとなった．

装具選択のための本症例のポイントは？

1. 左下肢は下垂足を呈し，歩行訓練時に足趾尖が地面に当たり転倒する危険性がある．
2. 左大腿骨転子下骨折術後であり機能，能力改善のために訓練を進める必要がある．
3. 訓練により歩行能力が向上する．

どんな装具を選んだらいいの？

　本症例は，左総腓骨神経麻痺による下垂足を呈しており，左下肢をサポートするためには，支持性の高い装具の方が歩行時の安定性が向上する．しかし脛骨神経は正常であり，下垂足を防止する目的のみであるため，非常に強固な装具よりは軽量で装着が容易な装具の方が利便性が高いと考える．

　以上の理由から，本症例は，支持性と安定性が得られ，かつ利便性のあるシューホーンタイプのプラスチック短下肢装具を選択する．

実際の装具とその特徴は？

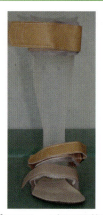

プラスチック短下腿装具

① プラスチックで製作し，足関節を背屈位保持する．軽量で装着も比較的簡単である．
② 体重や症状により，装具の高さ・踵のくり抜き・足先の長さなどを設定する．

D 骨関節疾患

1. 関節リウマチ（上肢）－手指手関節装具－

症例

　40歳女性．3年前に関節リウマチ（RA）と診断，薬物治療にもかかわらず手関節の腫脹が継続し，手指のボタンホール変形およびスワンネック変形が出現した．そのため，関節保護動作を含む日常生活動作指導とスプリント作製を目的にリハ科へ紹介された．初診時所見では，両手関節部の腫脹および安静時痛，運動障害を認めた．また，中手指節（MCP）関節屈曲位での総伸筋腱の尺側亜脱臼と軽度尺側偏位，示指のボタンホール変形と中指のスワンネック変形が出現していた．そこで，関節保護動作を含む日常生活動作指導を行うと同時に，動作時の手関節制動・安定化，疼痛軽減を目的に背側支持のカックアップスプリント，手指変形矯正，変形進行予防を目的に指用リングスプリントを作製した．さらに，中手指節（MCP）関節での総伸筋腱尺側亜脱臼，尺側偏位の進行予防目的に手関節と手指関節を伸展位に保持する夜間装具（ナイトスプリント）も処方した．

装具選択のための本症例のポイントは？

1. 患者は両手関節のRA関節炎による関節腫脹のため安静時痛および運動時痛を訴えている．また，遠位橈尺関節の不安定性のため，手関節運動時や手指の握り込み時に手関節痛を認めている．
2. 総指伸筋腱はMCP関節屈曲位で尺側へ亜脱臼し，MCP関節は軽度尺側偏位を呈している．また，示指にはボタンホール変形，中指にはスワンネック変形が出現していた．
3. 手関節の安定化を目的とした背側あるいは掌側カックアップスプリントの装着と遠位橈尺関節部のテーピングにより，手関節運動時痛の軽減と手が参加する日常生活動作能力の改善が期待できる．また，指用リングスプリントにより手指のボタンホール変形，スワンネック変形の矯正や進行予防が期待できる．

どんな装具を選んだらいいの？

　本症例は手指，手関節の腫脹および関節破壊に伴う関節の偏位（変形）と伸筋腱の亜脱臼を呈しており，遠位橈尺関節の安定化のためのテーピングや手関節制動を目的とした背側あるいは掌側カックアップスプリントが適応となる．また，手指のボタンホール変形，スワンネック変形の矯正や進行予防を期待して，変形の程度や形態に応じた指用リングスプリントの作製も必要である．母指手根中手（CM）関節の腫脹，亜脱臼に伴う運動時痛に対しては，母指を対立位に固定してCM関節の安静を図る短対立スプリントが有用である．さらに，必要に応じて市販の尺側偏位用スプリントも利用する．

実際の装具とその特徴は？

① 必要に応じて，遠位橈尺関節部の安定化や過剰な運動の制動，異常運動の正常化を目的にテーピングを単独，あるいはスプリントと併用する．背側・掌側カックアップスプリントは手部および前腕の周径と前腕から指尖までの長さを勘案し，型紙を起こして熱可塑性樹脂で作製する．

② 腫脹した手関節部の安静を目的にカックアップスプリントを装着する．掌側カックアップスプリントは手部の支持性に優れるが手掌部分の感覚入力が低下する．一方，手掌部分を刳り抜いた背側カックアップスプリントは手指の使い勝手は向上するが支持性は劣る．手関節部の不安定性や腫脹，疼痛の度合いなどを勘案して掌側あるいは背側カックアップスプリントを選択する．

③ カックアップスプリントによる手関節の固定角度や短対立スプリントによる母指の固定肢位は機能肢位とする．

④ カックアップスプリントや短対立スプリントの端は丸く形成したり，折り返して，皮膚に損傷を与えないように作製する．

⑤ カックアップスプリントの短対立スプリントの固定は，スプリント側に面ファスナー（ベルクロ®，マジックテープ®）・オスを貼り付け，ソフトストラップ（メス）で固定する．

⑥ 指用リングスプリントは熱可塑性樹脂で簡易に作製できるので，変形矯正を目的に形状を変えながら何度も作製が可能である．指用リングスプリントには耐久性に優れる金属製もある．

⑦ 徒手矯正可能な尺側偏位には，市販の尺側偏位用スプリントが簡易で利用しやすいが，耐久性や矯正力に問題もあり，適合性や矯正の度合いを確認後にネオプレーンゴムなどを使用してオーダーメードで作製してもよい．

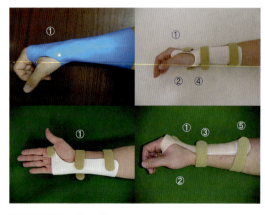

手関節装具いろいろ

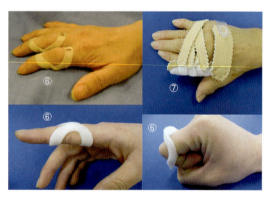

指装具いろいろ

2. 関節リウマチ（下肢）－靴型装具－

症例

　60歳女性，10年前に関節リウマチ（RA）と診断，メトトレキサートによりRAは低疾患活動性にコントロールされていたが，徐々に足趾の変形が出現した．生物学的製剤に変更したところ臨床的寛解に至ったが，歩行時痛が残存，歩行困難となりリハビリテーション科へ紹介された．初診時の足部所見では，徒手矯正が困難な外反母趾と槌趾変形（hammer toe）があり，母趾中足趾節関節（MTP）内側にはバニオン（腱膜瘤）を形成していた．また，レントゲン所見では第2～4趾MTP関節の背側亜脱臼を認め，外観上は同部位足底側に鶏眼，槌趾の近位趾節間関節背側に胼胝を形成していた．そこで，荷重時の疼痛軽減と歩行能力改善を目的に足底装具と靴型装具を作製することになった．

装具選択のための本症例のポイントは？

1. 両足部は中足部（リスフラン関節，ショパール関節）および前足部の障害のため，縦アーチ構造，横アーチ構造が破綻し，扁平足，開張足，外反母趾，槌趾変形を呈している．
2. 足部および足趾変形のため足底および足趾背側に胼胝，鶏眼を形成し，荷重時の疼痛が著しく歩行が困難である．
3. 装具による足部変形の矯正は難しいが，荷重を分散させる足底装具と変形した足趾を収容する靴型装具を装用することにより，荷重時の疼痛軽減と歩行能力の改善が期待できる．

どんな装具を選んだらいいの？

　本症例は，足部の変形が著しく，足部のアーチ構造も破綻しているため，支持性と免荷・荷重分散を目的に足底の形状に沿った足底装具が必要である．足底装具と変形した足趾を収容できる容積があり，かつ，装用しても内部で足部が不用意に動かないように，しっかりしたカウンター（月形しん）に適度な締め付けで足部を固定するアッパーの作製が重要である．靴型装具は重たくなりやすいので，耐久性があり，かつ軽量のアウトソール材料を選択することも忘れてはならない．

実際の装具とその特徴は？

① 足底装具はフットインプレッションフォーム（トリッシャム）で型取りして，変形した足部に合わせてオーダーメードで作製する．
② 破綻したアーチ構造を支持し変形部位に集中する荷重を分散，免荷させる目的で，土踏まずの部分に縦アーチを，MTP関節近位に中足骨を持ち上げるようにメタタルザルパッド（横アーチ）をつける．装着位置，およびアーチ，パッドの高さや長さ，幅，硬さは患者の足部に応じて調整する．
③ 足底装具で免荷しても胼胝，鶏眼に荷重がかかり疼痛が軽減しない場合には，胼胝，鶏

眼に相当する足底装具側の部分を軟らかい材質に変えて，免荷をはかる．
④ 足底装具の芯材は支持性が高く軽量なコルク材や合成樹脂などを使用，足底に接する部分は軟らかい材質を選択，足底装具の表面は耐久性が高く，比較的滑りやすい合成繊維布で覆う．
⑤ 靴型装具は，足底装具と変形した足趾を収容できる十分な容積をもつようにする．
⑥ 靴型装具は内部で足部が不用意に動かないように，しっかりしたカウンター（月形しん）と羽根や舌革などを含むアッパー部分の適度な締め付けで足部を固定することができるように作製する．
⑦ RA では手指の変形を伴うことが多いので，アッパー部分はレースの代わりに面ファスナー（ベルクロ®，マジックテープ®）を使用したり，アッパー部分はレースのままで外側部にファスナーを取り付けて着脱を容易にする．
⑧ 靴型装具は重たくなりやすいので，耐久性があり，かつ軽量のアウトソール材料を選択する．
⑨ 雨の日など濡れた路面でも滑らないようにアウトソールのトレッドパターンにも注意する．
⑩ RA 患者は足関節の可動性が低下していることも多いので，RA 患者の歩容に応じて歩行時の踏み返しが容易になるようにトウ・スプリング（つま先を少し持ち上げる）を大きくとる．

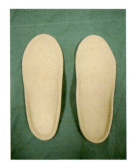

足底板・表

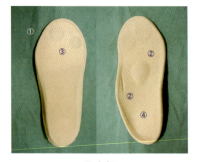

足底板

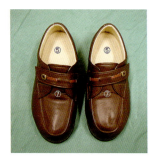

RA 靴正面

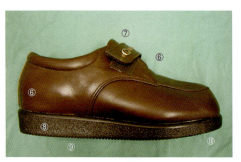

RA 靴側面

3. 変形性膝関節症－膝装具－

症 例

70歳女性，身長155 cm，体重70 kgと肥満を認めている．数年前より歩行時に時々右膝関節の疼痛を自覚することがあった．1週間前より右膝の腫れを自覚し歩行時の右膝痛と階段昇降時の痛みの増強を認め，近くの整形外科を受診した．右膝の軽度内反変形，内側関節裂隙の圧痛，腫脹を認め，関節穿刺で約20 ccの関節液貯留を認めた．X線検査では，内側の関節裂隙の狭小化（3 mm）と関節面の骨硬化所見を認め，変形性膝関節症と診断された．右膝痛はあるものの，歩行は可能でありヒアルロン酸の関節注射と装具療法で加療する方針となった．

装具選択のための本症例のポイントは？

1. 右膝は内反変形があり，内側関節裂隙に圧痛を認め，内側型の変形性膝関節症である．
2. 変形性膝関節症は進行してきているが，内反変形は軽度であり関節裂隙の閉鎖はまだ認めていない．
3. 疼痛はあるが歩行は可能である．

どんな装具を選んだらいいの？

本症例は，内側型の変形性膝関節症の診断であるが，内反変形は軽度であり，X線検査上も内側関節裂隙の狭小化はあるものの裂隙は維持されている．変形性膝関節症としは重度ではなく内反変形も強くなく，装具には強い内反アライメントの矯正力は必要でないと考えられる．除痛効果は必要であるが，歩行などの日常生活における生理的運動を制限しないような装具が必要である．

以上の理由から，アライメントの矯正力は軽度であるが，脱着しやすく軽量であり日常生活上の活動に与える影響の少ない，支柱付サポーター型膝装具を選択した．

実際の装具とその特徴は？

① 脱着しやすいように，前合わせとなっている．
② 支柱は生理的運動を過度に制限しないように，軽量の金属を使用し内側のみとしている．

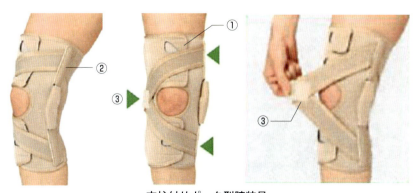

支柱付サポータ型膝装具

③ V字のストラップを使用し，内側膝関節の上下と外側膝関節部を圧迫しない反アライメントの矯正を行う．

4. 変形性膝関節症－足底装具－

症 例

65歳女性．身長147 cm，体重62 kg，BMI 28.7 kg/m²．以前より座位からの立ち上がり時に左膝痛を感じていた．徐々に歩きはじめにも同様の疼痛を感じるようになった．疼痛の中心は，左膝内側にある．一度歩きはじめると痛みは改善するものの長時間の歩行では疼痛の増強を認めた．最近になり，階段昇降時にも持続した疼痛が出現し正座が困難となったため，日常生活に支障をきたすようになった．近医を受診し，X線検査にて内側関節裂隙の狭小・骨棘を伴う変形性膝関節症と診断され，大腿脛骨角は182°のO脚傾向と膝関節伸展制限を認めた．運動療法・関節内注射の加療に加えて，足底板装具を作製することとなった．

装具選択のための本症例のポイントは？

1. 大腿脛骨角は182°であり内反型変形性膝関節症のため，疼痛は内側中心である．
2. 膝内反に伴い脛骨は外側に傾いている．そのため，荷重線が膝関節の内側よりとなる．
3. 膝関節の内反モーメントが増強している状態である．

どんな装具を選んだらいいの？

上記ポイントより，外側が高い楔状の足底板が用いられる．外側が高いため，脛骨の外側への傾きの減少と，荷重線より下肢機能軸への移動を促す．その結果，内反モーメントの減少となるため，膝内側の疼痛の減少につながる．

素材については，外側高が保たれた状態である程度の緩衝性があるものを選択する．さらに，耐久性のあるものを選択する．

実際の装具とその特徴は？

① 外側高により脛骨のアライメントを整える．荷重線が膝関節内側から関節よりになっていることを確認する．
② 耐久性，緩衝性を考慮した上で素材を考慮する．
③ 片側の疾患の場合は，脚長差に注意し状況によって補高も検討する．
④ 他部位，たとえば扁平足などの足部疾患や，踵部外反にも注意する．
⑤ 屋内用脱着式装具と，靴内下敷き用装具がある．両方の使用が望ましい．

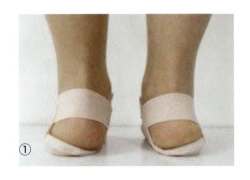
①

5. 骨折（腰椎圧迫骨折）－コルセット－

症例

86歳女性．お風呂場で尻もちをつくようにして転倒し受傷した．受傷後より腰部痛強く動作困難で近医受診した．胸腰椎移行部付近の局所に叩打痛を著明に認めた．下肢の神経症状は認めなかった．X線検査にて，第1腰椎の前方に骨折（楔状）を認めた．また，MRIにて第1腰椎に，T1強調で低信号・T2強調で高信号を認め，第1腰椎の圧迫骨折は新鮮症例と考えられた．体幹ギブスが望ましいが，高齢であることからも腰椎の固定を行うため装具療法を行うこととなった．

装具選択のための本症例のポイントは？

1. 新鮮な腰椎圧迫骨折で疼痛がつよく早期の固定が必要と判断される．
2. 高齢であり体幹伸展位の状態でギブス固定は困難と思われる．
3. 高齢者の皮膚トラブルなども確認しやすく，状況に応じて脱着可能な装具とする．
4. 採型不要であり，採寸後すぐに装着可能である．

どんな装具を選んだらいいの？

受傷状況と画像検査から，体幹前屈になったことで生じる屈曲骨折のため椎体前方の骨折が認められたと思われる．体幹が前屈しないこと（伸展位を保つこと）が目的となるため，前方から胸骨部と恥骨結合部を支持し，後方から腰部を支持する3点支持の体幹装具であるJewett型の胸腰仙椎装具を選択する．Jewett型の胸腰仙椎装具の使用により前屈は制限されて椎体前方への負担を軽減する．しかし，体幹ギブスと比較し側屈と回旋の固定性は強くないことに注意が必要である．

実際の装具とその特徴は？

① 前方上方のパット部分が胸骨部位を支持する．
② 前方下方のパット部位が恥骨結合部位を支持する．
③ 後方部位が腰部を支持する．
④ 座位と立位では，装具の位置が移動する可能性がある．
⑤ もともと円背・亀背の患者への装着は適合性が不良になる場合がある．
⑥ 肥満の患者には装具の幅があわないケースもある．

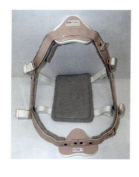
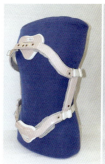
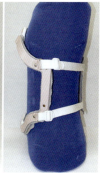

6. 骨折（上腕骨骨幹部骨折）－機能装具－

症例

21歳男性，オートバイで転倒し受傷した．上腕部の疼痛が強く救急病院受診となった．受診時，感覚障害や橈骨神経麻痺等は認めなかった．また，上肢の血流は良好であった．X線検査にて，上腕骨骨幹部の斜骨折（上腕骨中下1/3）を認めた．転位は少なく保存加療を行う方針となった．ハンギングキャストを実施し，ギブスの重みでアライメントを整えた．ハンギングキャストを2週間実施し，上腕部の腫脹が減少したことを確認し，その後装具療法を行うこととなった．

装具選択のための本症例のポイントは？

1. 転位の少ない上腕骨骨幹部斜骨折であったため保存加療が可能である．また，血流障害や神経障害等の合併がなかったことも保存療法が可能な点である．横骨折や粉砕の強い骨折であれば観血的加療が望ましい．
2. 装具を早期に装着することで肩や肘などの可動域訓練の開始が早められ，装具による可動域制限が少ないことが必要である．
3. 経過中に，血流障害・神経障害・偽関節などの合併症には十分注意が必要である．

どんな装具を選んだらいいの？

　骨折部より近位と遠位の関節は固定せず，骨折の部位を中心に固定する装具で，骨折部周囲の筋などの軟部組織を圧迫固定することで骨折部の安定化を得る装具である機能装具を選択した．機能装具は，上腕骨骨折部で回旋した状態での固定にならないように十分注意が必要である．注意深く正常なアライメントでの固定に努める必要がある．また，機能装具は，装着しやすく軽量なものが望ましい（ポリエチレンやマジックテープを利用する）．軟部組織を圧迫するため，皮膚のトラブルには注意を要する．皮膚を守るためストッキネットを使用したり，皮膚状態を観察したりする必要がある．

実際の装具とその特徴は？

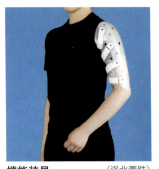

機能装具　　　（洛北義肢）

① 肩関節・肘関節の可動に障害をきたさない．
② 骨折部周囲の軟部組織を十分にカバーして圧迫固定する．
③ 通気性を考え，ホールが形成されている．

7. 骨折（脛骨骨幹部骨折）－ PTB 装具－

症例

25歳男性，会社員，オートバイで走行中に転倒し右下腿部を打撲して重傷した．右下腿部の疼痛を認め，歩行困難な状態となり救急病院を受診した．X線検査で，右脛骨骨幹部の斜骨折を中下1/3の部分で認めた．骨折は認めるものの転位はなく，本人の希望もあり保存的に加療する方針となった．

装具選択のための本症例のポイントは？

1. 転位がない斜骨折のため保存的に加療が可能である．
2. 骨折部位が脛骨の中下1/3であり骨癒合に時間がかかる可能性がある．
3. 社会人であり早期の社会復帰が望まれる．

どんな装具を選んだらいいの？

脛骨骨幹部骨折に対しては，髄内釘やプレート固定など観血的治療も可能であるが，本症例は転移がない斜骨折であり保存的療法の選択も可能である．保存的治療として，ギブス固定を行い松葉杖を使用した免荷歩行を骨癒合まで行う方法もあるが，本症例は社会人であり早期の社会復帰も重要であり松葉杖歩行は活動が制限される可能性がある．そこで，社会生活における活動性を比較的維持でき，骨癒合にあわせて完全免荷から部分免荷まで調整が可能であるPTB装具を用いた治療法を選択する．

実際の装具とその特徴は？

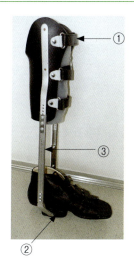

① 膝蓋靱帯部分をプラスチックで作成し体重を膝蓋靱帯で支持する．
② あぶみを使用し，足部を床から浮かすことにより下腿部の免荷する．
③ 支柱の長さを調節して，足部を床に触れるように調節すれば部分荷重も可能である．

E 神経筋疾患

1. シャルコーマリートゥース病－両側短下肢装具－

症例

　70歳男性，3年前より両大腿後面と両下腿後面の疼痛が出現し，歩行困難となったため，神経内科受診し，精査目的に入院．精査の結果シャルコーマリートゥース病と診断され，免疫グロブリン大量静注療法とリハにより歩行器で移動可能となり自宅退院となった．退院1年後に，徐々に歩行能力低下し，歩行時に反張膝を呈するようになった．反張膝の改善，歩行能力改善目的に入院し，同日よりリハ開始となった．リハ開始時，認知機能など，精神面に問題はなかった．両下肢は遠位筋有意に弛緩性麻痺を認めた．徒手筋力テストで両前脛骨筋，下腿三頭筋，長・短腓骨筋，足部の筋群は両側2レベルで，大腿四頭筋などの他の下肢近位筋は両側4レベルであった．両膝の伸展は20°と過伸展となっており，歩行器歩行時に両側反張膝を認めた．

装具選択のための本症例のポイントは？

1. 下肢遠位筋だけでなく，近位筋も軽度の筋力低下がある（廃用性の可能性はある）．
2. 歩行時に両側反張膝となっている．
3. 疾患の機能予後から，今後，遠位筋の筋力は改善しない．

どんな装具を選んだらいいの？

　1. 両足関節筋力の重度低下による両足関節の不安定性強く，足関節内外反の固定による側方の安定化が必要．2. 両膝関節の伸展筋力の軽度低下も加わり，両下肢の支持性が低下している．その代償として接地時の足底屈・膝伸展位歩行で膝過伸展（反張膝）が起こっている．その為，両下肢の支持性を高める為に足関節の底背屈の制限が必要．

　以上の点から，足関節の側方固定と底背屈制限が可能な短下肢装具を左右共に選択する．下肢近位筋の筋力強化訓練に合わせ，足関節の底背屈制限を調整できるように，両側金属支柱付靴型長下肢装具を選択する．

実際の装具とその特徴は？

① 下腿半月と金属面は通常の大きさとする．
② 訓練や屋外歩行に使用するため，強度のある両側金属支柱とする．
③ 膝の前後方向の動揺性をチェックしながら，足関節の背屈・底屈角度を調整するために足継手をダブルクレンザックにする．

④ 屋外歩行に使用するため，靴型とする．
⑤ 足関節の安定性を増すために，外側フレアヒールを追加する．

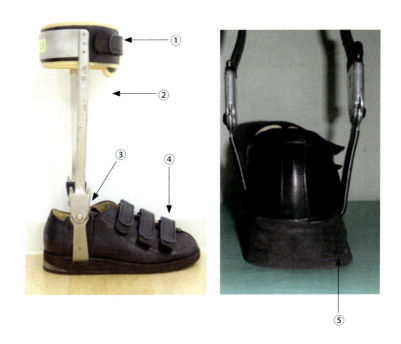

2．ポリオ後遺症（下肢単麻痺）－長下肢装具－

症 例

60歳女性．幼少期に小児麻痺（ポリオ：急性灰白質炎）により，末梢に強い右下肢麻痺が残存するも，補装具などなく独歩で生活できていた．40歳代頃より，麻痺側である右下肢の筋力低下を自覚し，1年前より右膝痛が出現し歩行が困難となってきた．そのため，リハ科を受診し，装具作製による歩行能力改善を目的にリハが開始となった．リハ開始時，両上肢筋力は正常，下肢筋力は徒手筋力テストで（右/左），腸腰筋：2/3，中殿筋：2/3，大腿四頭筋：2/4，ハムストリング：2/3，前脛骨筋：0/4，腓骨筋：0/4，長母趾伸筋：1/4であった．右下肢の筋緊張は低下していた．感覚障害は認めず，右下肢の深部腱反射は低下していた．右膝関節は内反ストレス時に動揺性を認め，膝関節伸展30°と過伸展を認めた．平行棒内歩行時に右下肢接地時に右膝の過伸展（反跳膝）を認めた．

装具選択のための本症例のポイントは？

1. ポストポリオ症候群（PPS）を発症し，右下肢の弛緩性麻痺に加え，筋力低下が進行している．
2. 右足関節に加え，右膝関節にも動揺性を認める．
3. 右下肢への過負荷でPPSが進行する可能性がある．

どんな装具を選んだらいいの？

　右下肢の支持性の補助と足関節の安定性向上のために，足関節の強い固定が必要である．膝関節の側方安定性と過伸展の予防目的に膝継手による膝内外反固定と伸展制限が必要である．過負荷を避けるため，軽い装具が必要である．

　以上の点から，右下肢の長下肢装具を選択した．両足関節の固定に足継手をダブルクレンザックとし，膝の屈曲制動と伸展制限目的に膝継手をスペックス膝継手に選択する．また，軽量化目的に継手以外の金属部分をカーボン製とする．

実際の装具とその特徴は？

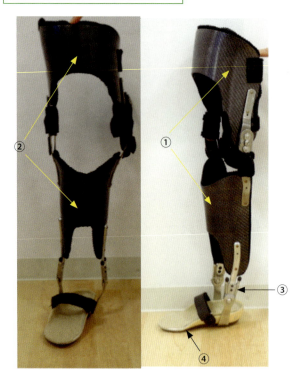

① 軽量化のために継手以外の金属部をカーボン製とする．
② 膝伸展制限目的に大腿と下腿の前面と膝窩部の三点固定とする．
③ 足関節を強固に固定するために足継手をダブルクレンザックとする．
④ 社会的に自立しており，活動性が高く屋外活動が多く，靴着用が必要であり，足部靴着用可能な形状とする．

3. 脊髄小脳変性症－歩行器－

症例

　25歳女性，11年前に起立歩行障害で発症し，近医総合病院神経内科受診し，脊髄小脳変性症と診断された．その後，徐々にバランス障害による歩行困難感が増悪し，1年前より車いす生活となった．歩行障害に対するリハ目的にリハ科に紹介され，入院リハ開始となった．リハ開始時，構音障害，注視方向性眼振を認め，四肢筋力は徒手筋力テストでほぼ4レベル，右優位の四肢の失調と体幹失調を認めた．立位保持は短時間でも不可能で，物的支持が必要あった．

装具選択のための本症例のポイントは？

1. 四肢・体幹の失調でバランス障害が重度である．
2. 眼振により，視覚による代償が困難である．
3. 緩徐進行性の変性疾患であり，今後失調によるバランス障害は増悪する可能性が高い．

どんな装具を選んだらいいの？

バランス障害が重度で，代償手段がなく，今後も増悪する可能性が高いため，歩行可能となるためには，支持基底面を拡大する補装具が必要である．支持基底面を拡大する補装具としては，杖・歩行器があるが，両上肢にも失調を認め，杖の操作は不安定である．また，四肢筋力の低下もあるため，杖のみでは支持性の確保も困難である．

この点から，歩行器を選択する．

実際の装具とその特徴は？

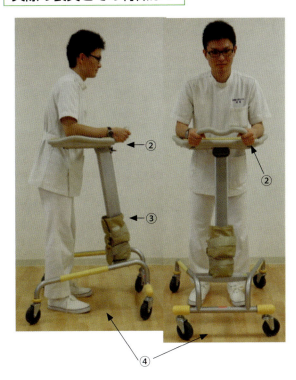

① 体幹軽度前屈，肩軽度屈曲，肘屈曲90°で，前腕で適切に荷重できるように高さを設定する．
② 手でも掴めるタイプの歩行器が望ましい．
③ 失調によるバランス障害が強い場合は，重錘などで重量をあげ，安定性を向上させる．
④ 患者の重心が動揺しても，転倒しないように，支持基底面がある程度広いものを選ぶ．

4. 筋萎縮性側索硬化症－スプリングバランサー－

症例

57歳男性．55歳時に作業時の上肢のあがりにくさに気づき，神経内科を受診し筋萎縮性側索硬化症と診断された．発症後1年7ヵ月の時点において，徒手筋力テスト（右／左）で，上肢近位筋が2/3，上肢遠位筋が3/4と筋力低下が進行し，右手指でのスプーン把持は可能だがリーチ動作ができず食事動作に介助を要するようになった．認知面の低下はなく，軽度の飲み込みにくさはあるものの普通食の嚥下が可能である．本人の自力摂食継続の希望が強く，摂食動作能力向上を目的に装具療法を行うこととなった．

装具選択のための本症例のポイントは？

1. 上肢近位筋優位の筋力低下であり，遠位筋の筋力は比較的保たれている．
2. 認知面の低下がなく，装具の目的や使用法などについて理解が得られる．
3. 自力での座位保持が可能である．
4. 摂食動作に必要な最低限の上肢関節可動域が保たれている．
5. 装具導入により，摂食動作能力とQOLの向上が期待できる．

どんな装具を選んだらいいの？

本症例は，上肢近位筋の筋力低下が著明にみられるものの手指筋力は比較的保たれておりスプーンの把持も可能であった．右上肢の重さを物理的に軽減することで上肢機能の改善が期待できると判断し，ポータブルスプリングバランサーを選択した．進行性の疾患で使用できる期間が限られており，交付までに時間がかかることも考慮すると，導入時期の見極めが非常に重要である．

実際の装具とその特徴は？

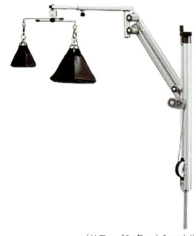

（ハニーインターナショナル）

① スプリングの張力で上肢の重さを軽減させることができる．
② 三次元アームにより上肢動作をスムーズに誘導することができる．
③ スプリングの張力を調整することで病態にあわせて補助力を変更できる．
④ 自力での着脱がしやすいようにカフをこしのあるものにした．
⑤ 各種ブラケットを準備し，ベッドや車いすなどさまざまな個所に取り付け可能なようにした．

1. 痙直型（片麻痺）－短下肢装具－

症例

8歳男児．在胎28週，980gの双胎1子として出生し，2ヵ月のNICU管理後に退院した．6ヵ月検診で発達の遅れを指摘され脳性麻痺の診断を受けた．痙直型の左片麻痺を認める．2歳で歩行を獲得したが下腿の痙性が強く尖足歩行であり二次的に反張膝がみられるようになってきた．今回，左尖足に対してA型ボツリヌス毒素（Botulinum toxin A：BTA）治療と装具療法を併用する方針となった．左腓腹筋と左後脛骨筋にBTA治療を行った結果，1週間後には足関節の緊張は軽減傾向を認め，足関節背屈可動域（他動）は0度まで改善した．BTA治療効果を評価したうえで左下肢装具を作製することとした．

装具選択のための本症例のポイントは？

1. 痙直型の左片麻痺があり，尖足がみられる．
2. 尖足歩行により二次的に反跳膝が進行してきている．
3. BTA治療を併用しており，一時的に痙性が抑えられている．
4. 今後の身体成長にあわせて，使用装具などを見直していく必要がある．

どんな装具を選んだらいいの？

重度の尖足歩行を続けているうちに二次的に反張膝に至った症例である．放置すれば将来的に高度の変形や拘縮を生じる可能性が高く，積極的な装具療法の適応がある．足関節の底屈を制限することで尖足歩行が改善され歩行時の膝関節にかかる負担軽減が期待できる．BTA治療で改善傾向であるものの依然として痙性を認めており，支持性が高く高強度の装具が必要である．　以上の理由から，本症例は，足関節底屈制限足継手付の両側金属支柱付短下肢装具を選択する．

実際の装具とその特徴は？

① BTA治療による痙性改善の程度を評価したうえで採型を開始する．
② 支持性と強度を向上させるため金属支柱を使用する．
③ 尖足矯正目的で足関節底屈制限付きの足継手とする．
④ 尖足矯正が十分行えるよう，足部には強固なシャンクを入れる．
⑤ 接地時の衝撃を吸収しスムーズな踏み返しが可能となるようサッチヒールを使用する．

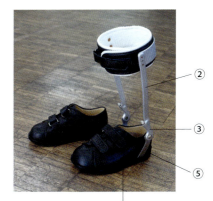

2. アテトーゼ型 − 座位保持装置 −

症例

　27歳男性，出生時の低酸素脳症による脳性麻痺患者である．頚部の安定性が低く頚部の垂直位保持は不能であり，四肢のアテトーゼ運動が強くみられていた．左凸の脊椎側弯がみられ（Cobb角30°），股関節の内転屈曲拘縮に対しては1年前に拘縮除去手術を受けている．車いすに座らせると体幹が反張して座位保持が不能であり，食事動作にも介助を要しほぼ寝たきりの生活であった．今回，座位獲得とそれによるQOL向上を目標に座位保持装置を作製することとした．

装具選択のための本症例のポイントは？

1. 自力では頚部の垂直位保持と座位保持ができない．
2. アテトーゼ運動が強く，通常の車いすでは制御が困難である．
3. 脊椎や下肢に変形が認められる．
4. 座位保持させることにより，上肢機能の向上・QOL向上が期待できる．

どんな装具を選んだらいいの？

　通常の車いすでは座位保持が不可能であり，座位獲得にあたっては座位保持装置の作製が必要である．アテトーゼ運動が強く認められ身体変形も目立っており，平面形状の装具や既成のモジュラーを組みあわせた装具では対応が困難である．幼児では身体成長により早い時期に装具に不適合が生じるケースが多いが，本症例では年齢的に急激な身体成長は想定不要である．以上の理由から，モールド型の座位保持装置を選択する．

実際の装具とその特徴は？

① 装具選定にあたっては，本人および家族と話し合いを行い，希望する使用場面や実際の介助法などについての確認をする．
② 頚部と体幹が安定しアテトーゼ運動がみられにくい姿勢を確認したうえで採型する．
③ 体幹は軽度前屈位，股関節は適度に屈曲・外転位となるようにする．
④ 体圧分散が十分行えるよう全面接触式のバケットシートにする．
⑤ 食事動作や上肢での作業時に使えるように着脱式のカットアウトテーブルを準備する．
⑥ シートは着脱式にし，室内用フレームから車いすに乗せ換えが可能なものにする．

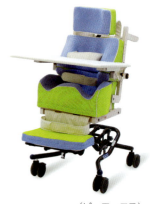

（ピーエーエス）

G 内部障害

1. 糖尿病（足部壊疽）－靴型装具－

症 例

58歳男性，公務員，妻と長男・長女と同居．自宅は二階建ての一戸建て，リビングは1階，寝室は2階でベッド使用．52歳より口渇と体重減少あり，検査で糖尿病と診断されSU剤＋DPP-4阻害薬を内服していたがHbA1c：13.0％とコントロール不良であった．昨年4月に趣味のトレッキングで，以前よりあった左第1足趾内側の胼胝が破綻したが自己にて消毒処置していた．しかし徐々に発赤と腫脹・疼痛増強したため前医受診される．左第1～3足趾から足背にかけ暗赤色を呈し，特に第1足趾は黒褐色で壊疽を呈していた．保存的加療は困難であり，ショパール関節で切断術施行され退院となる．退院後は市販の靴にガーゼを入れ工夫して歩行していたが，今年の6月頃より左足切断端内側の胼胝形成と足底前足部中央に糜爛の形成を認めたため，装具作成目的で当院を受診した．

装具選択のための本症例のポイントは？

1. 糖尿病性神経障害により足底圧異常部位の角質部の糜爛形成が自覚し難く，免荷・除圧が必要である．
2. 今後も日常生活や仕事・趣味（トレッキング）のため活動量は多く，足の変形が進行する可能性がある．
3. 右足底への負担も考慮する必要がある．

どんな装具を選んだらいいの？

本症例の今後の活動性を考慮して運動靴を使用し，靴底は前方への踏み返しを容易にするロッカーソールとした．また活動性向上に伴う機械的刺激の増加により左下肢足底の発赤や糜爛が再発し，進行すると潰瘍を形成する可能性があり，左足切断端部の免荷と除圧，足底部の保護のため，足底の形状に適合しクッション性に富む中敷きを選択する．

実際の装具とその特徴は？

① 仕事面や趣味を考慮し，運動靴を使用する．
② 前方への踏み返しを容易にするためロッカーソールとする．
③ 中敷きはクッション性に富んだ熱可塑性素材を使用し，左足底部の形状に合わせる．

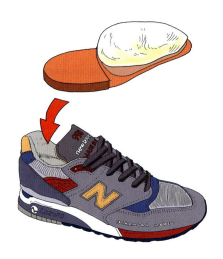

H　スポーツ

1．上腕骨外側上顆炎－肘装具－

症例

　49歳女性．3ヵ月前から右肘関節痛が出現した．趣味でテニスを週5回しており，右肘痛が出てからも週3回はテニスを継続していたが，その後右肘伸展時にも痛みが出現するようになり，家事も困難になってきた．痛み継続するため，当院受診した．右上腕骨外側上顆に圧痛あり，右Thomsen Test陽性であった．X線検査では，特記すべき所見なく，右上腕骨外側上顆炎の診断となった．橈側手根伸筋の筋腹にテーピングを行うと痛みの改善がみられ，家事時の痛みも軽減するため，装具を作製することとした．

装具選択のための本症例のポイントは？

1．痛みを軽減させる．
2．可能な限り動作の障害にならないようにする．特に本症例が最も力を入れているテニスのプレーに支障がないようにする．

どんな装具を選んだらいいの？

　上腕骨外側上顆炎は，手関節伸筋の近位腱付着部である上腕骨外側上顆に繰り返しのストレスがかかることによる炎症である．痛みを軽減させ，患部の炎症を徐々に鎮静させるためには，前腕の手関節伸筋の動きを抑制することによって炎症ある上腕骨外顆への負担を軽減させる必要がある．このためテーピング同様に上腕骨外上顆下部を固定できる肘装具を選択する．

実際の装具とその特徴は？

① テーピングとほぼ同じタイプであり，圧迫する強さを変化させることにより，その効果を変化させることができる．痛みのでるメカニズムやサポーターの効果が出る部位について患者本人が理解している必要性があり，間違った使用方法では効果が得られない．
② 肘に直接はめるサポータータイプであり，誰でも容易に装着できる．しかし，圧迫の強さを変化させることができない．

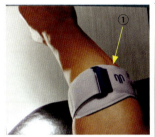
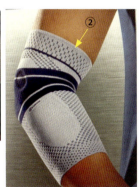

（バウアーファインド）

2. 内側側副靱帯損傷－膝装具－

症例

　15歳男性．テニスプレー中に右のボールを追って，踏み込んでストロークをした後から左膝に痛みが出現した．痛みは2週間練習を休むといったん軽快したが，プレーを再開するとサイドステップをする際に痛みが再発するため，当院受診した．McMurrayテスト陰性，Lachmanテスト陰性であり，側方動揺性もみられなかった．右膝内側関節裂隙から近位にかけて圧痛がみられた．MRIでは内側側副靱帯大腿骨付着部からやや以遠にSTIRで信号上昇がみられ，右膝内側側副靱帯損傷の診断となった．受傷後2週間が経過しており，装具療法を行うこととなった．

装具選択のための本症例のポイントは？

1. 膝内側側副靱帯の役割である膝の外反制御が必要である．
2. 膝内側側副靱帯保護のため下腿の外反外旋を抑制する必要がある．

どんな装具を選んだらいいの？

内側側副靱帯損傷は，大きな外力（タックルなど）が外側より膝にかかることにより起こる．損傷程度によって，膝の側方不安定性が出現し，陳旧化することがある．また，側方不安定性と下腿の回旋により二次性の内側半月板損傷や前十字靱帯損傷を発症する可能性もあり，早期から固定が必要となる．このため，すぐに使用可能な大腿部外側，下腿部外側，膝部内側の3点支持で膝外反を防ぐ内側側副靱帯損傷用サポータを選択する．

実際の装具とその特徴は？

① 膝の外反を予防するための両側に支柱がある．また，支柱で大腿部と下腿部を固定することで下腿の外反外旋を抑制する．
② 膝の外反予防のため支柱のほかに大腿部外側，下腿部外側，膝部内側の3点支持のクロスベルトがある．
③ 膝の屈曲は制限しないように膝裏は，柔らかい素材でできている．

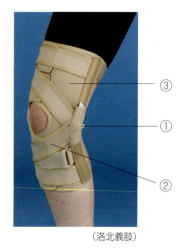

（洛北義肢）

3. 前十字靱帯損傷－膝装具－

症例

14歳女性．2ヵ月前にバスケットボール中，ジャンプの際に右踏切脚がすべり，下腿外旋で転倒した．受傷直後アイシングを行い，1週間経過をみていたが，ジャンプ時の痛みが継続するため，当診療所受診した．関節水腫があり，血性関節液 10 ml を穿刺された．Lachman test 右膝で陽性，MRI 撮影し，T2 強調で右膝前十字靱帯の腫脹と信号上昇がみられ，右膝前十字靱帯損傷の診断となった．内側半月板，内側側副靱帯損傷の合併はみられなかった．

装具選択のための本症例のポイントは？

1. 前十字靱帯の役割である脛骨の前方移動を制御する必要がある．
2. 膝の側方動揺も抑制し，下腿の外反外旋を抑制する必要がある．

どんな装具を選んだらいいの？

　前十字靱帯損傷は，脛骨が前方に動揺するため，膝くずれが生じる．その際に，受傷時に合併がなくても膝の不安定性から半月板損傷を受傷する可能性がある．また，手術までの過程で，大腿骨，脛骨が直接激しく衝突することによる骨挫傷を合併することもある．これらを予防するために受傷直後〜手術後しばらくの間は固定性の高いプラスチック製の装具を選択する．また，術後競技復帰の際には，プラスチック製装具ではパフォーマンスが低下してしまうため，軟性のサポーターを選択する．

実際の装具とその特徴は？

① 脛骨の前方移動を制御するために脛骨前面に支持部がある．
② 膝の側方動揺も抑制し，また下腿の外反外旋を抑制するため，プラスチックの支柱が両側にあり大腿部と下腿部を固定している．
③ 膝関節には，屈曲伸展運動をなるべく阻害しないように可動のジョイントがある．
④ 軟性でもプラスチック製同様の効果があるが，より動きを出すことに重点が置かれ，①〜③の制御力は小さい．

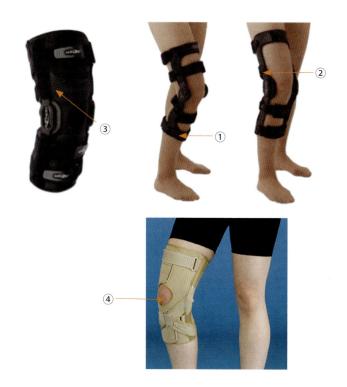

4. 足関節捻挫・靱帯損傷－足関節装具－

症例

52歳女性，職場のテニスクラブに所属．テニスの練習中，左足関節を内反強制され受傷．翌日整形外科を受診した．理学的所見では，左足関節に腫脹・疼痛を認め，前距腓靱帯・踵腓靱帯に圧痛を認めたが，動揺性はみられなかった．単純X線写真では骨折は認めず，ストレス撮影でも有意な動揺性はみられなかったため，足関節捻挫の診断で消炎鎮痛剤と湿布を処方された．また，荷重時痛と歩行困難もみられたため，装具療法を行った．

装具選択のための本症例のポイントは？

1. 理学的にも画像上も骨折や関節の動揺性はみられない．
2. 足関節捻挫の急性期であり，関節の安静固定が必要である．

どんな装具を選んだらいいの？

本症例は，スポーツ中受傷の左足関節の外側靱帯損傷であり，内反を制動でき，安静のため適度な圧迫をかけることができる装具が必要である．また，症状の軽減に伴って固定性を変えることにより，スムーズに受傷前の歩容に近づける必要がある．

以上から，オルトップASRを選択する．

実際の装具とその特徴は？

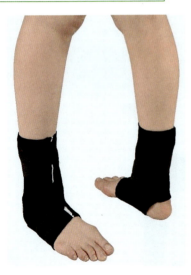

① 急性期は，十分な固定性を得るために，ハードステーを用い，ストラップにより内反制動性も高める．
② 疼痛・腫脹が改善してくれば，ソフトステーに交換し，ストラップもはずしていく．
③ 治癒後，再発予防のため，しばらくは長距離歩行時，スポーツ復帰時にはステーを取り除いて使用する．

I 悪性腫瘍

1. 転移性骨腫瘍（脊椎転移）－コルセット－

症例

65歳女性，特記すべき既往歴なし．3年前に左乳癌に対し乳房切除術を施行され，術後補助内分泌療法にて外来通院中であった．1ヵ月前から腰痛が出現，増悪し入院となった．精査の結果，第1腰椎椎体の転移性骨腫瘍と診断され，放射線療法とともにリハ依頼となった．リハ開始時には，安静時腰痛はなく，体動時腰痛が強いが明らかな神経症状は認めなかった．患者の病識も高く，治療に対して意欲的であった．また第1腰椎以外に明らかな転移巣は認めなかった．床上安静での四肢筋力訓練，ROM訓練とともに，腰痛病変に対して装具療法を行うこととなった．

装具選択のための本症例のポイントは？

1. 腰痛病変以外の転移病巣が存在しない．
2. 神経症状がなく，上肢筋力が保たれている．
3. 装具装着に対する理解がある．（圧迫感や精神的ストレスが高くない．）

どんな装具を選んだらいいの？

本症例は，脊髄麻痺症状がなく，精神状態も安定しており装具着用に対する理解がある．他の病変がなく，放射線療法による局所治療，疼痛コントロールが進み安静度をあげることができるようになり次第，腰椎負荷を軽減できるような装具を着用の上，歩行訓練を開始する必要がある．

以上のことから，体幹の支持，脊椎の動きの制限を重視した硬性コルセットを選択する．

実際の装具とその特徴は？

① 支持性，固定性を保つため金属フレームで作製する．
② 胸骨，恥骨，背部の3点で支持する．
③ 病変部は圧迫しないようにする．
④ 金属フレームを皮革とフェルトでラミネートし，皮膚を傷つけないようにする．

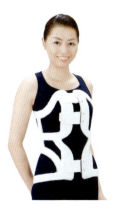
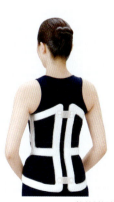

（川村義肢）

日本語索引

①五十音順に分類し，カタカナ，ひらがな，漢字の順に配列した．②漢字は同一漢字をまとめ，頭初の文字の読みの単音，複音の順とし，さらにその中では画数の少ない文字の順に配列した．

3WAYジョイント膝継手 … 106

あ

アーチサポート … 90
アクロアシスト肩外転装具 … 23
アテトーゼ型 … 210
アドフィットカラー … 54
アライメント，スタティック 171
　　　　　，ダイナミック … 173
　　　　　，ベンチ … 171
アンダーアーム型装具 … 64
足→そく
足こぎ車いす … 142
足装具 … 90
　　，外反母趾用 … 92
　　，トムライゼン型 … 91
　　，ハンマートウ用 … 93
　　，ランゲ型 … 91
足継手 … 103, 110
　　，ジレット … 119
　　，セレクト … 120
　　，タマラック … 119
足継手の材質と種類 … 111
足の構造と変形 … 87

い

板ばね支柱 … 109

う

ウィリアム型腰仙椎装具 … 60
ウェッジヒール … 96
ウレタンフォーム … 154
烏口肩峰靱帯 … 15

烏口鎖骨間関節 … 14
烏口鎖骨靱帯 … 15
烏口突起 … 15
腕吊り … 27

え

エネルギー蓄積足部 … 166
エンゲン型把持装具 … 35
腋窩神経麻痺 … 22

お

オートボック社製肩外転装具 … 23
オスグッドシュラッターバンド 86
オスグッド・シュラッター病 … 86
オッペンハイマー型装具 … 34
オフセット式膝継手 … 107
オルソカラー … 55
オルトップ … 117, 183
オルトップ AFO … 117
オルトップ AFO-LH … 117
オルトップ AFO-LH プラス … 117
大阪医大式 OMC 装具アーム型 64
折返しマジック … 110

か

カケカン … 110
カットオフ・ヒール … 96
カフベルト … 109
カフベルトの固定方法 … 110
下肢外傷 … 128, 131
下肢人工関節置換術後 … 128, 131
下肢装具 … 65
下肢の解剖と機能 … 66

下肢変形性関節症 … 131
下肢麻痺 … 100, 108, 114
下垂足 … 115, 116, 118
下垂足防止装具 … 194
下腿骨骨折 … 122, 123
下腿義足 … 167, 172, 175
　　　，仮合わせ用 … 176
　　　，短断端用 … 170
下腿義足の装着法 … 169
下腿半月 … 103
介助型車いす … 142
外果 … 69
外旋位固定肩関節脱臼用装具 … 24
外側側副靱帯損傷 … 80, 81, 83
外反扁平足 … 88, 91
外反母趾 … 92, 94
外反母趾用足装具 … 92
鍵つまみ … 20
殻構造義肢 … 156
片手駆動式車いす … 141
片麻痺
　… 33, 34, 114, 115, 128, 129, 108
　　，軽度 … 183
　　，重度（回復期） … 179
　　，重度（急性期） … 178
　　，中等度 … 181, 182
肩外転装具 … 22
　　　，アクロアシスト … 23
　　　，オートボック社製 … 23
　　　，奈良医大式 … 22
肩関節 … 14, 15
肩関節亜脱臼 … 27
肩関節外旋位 … 28
肩関節固定術 … 22
肩関節装具，上肢懸垂用 … 28
肩関節脱臼 … 24

索引

肩関節脱臼用装具⋯⋯⋯⋯ 24
 ，内旋位固定⋯⋯⋯⋯ 24
 ，外旋位固定⋯⋯⋯⋯ 24
肩関節の保護⋯⋯⋯⋯⋯⋯ 28
肩関節複合体⋯⋯⋯⋯⋯⋯ 14
肩関節部の骨折・脱臼整復後⋯ 22
肩こり⋯⋯⋯⋯⋯⋯⋯⋯⋯ 26
肩⋯⋯⋯⋯⋯⋯⋯⋯⋯⋯⋯ 14
肩装具⋯⋯⋯⋯⋯⋯⋯⋯⋯ 22
肩の解剖と機能⋯⋯⋯⋯⋯ 14
仮合わせ用下腿義足⋯⋯⋯ 176
簡易型車いす⋯⋯⋯⋯⋯⋯ 142
関節窩⋯⋯⋯⋯⋯⋯⋯⋯⋯ 15
関節唇⋯⋯⋯⋯⋯⋯⋯⋯⋯ 15
関節軟骨⋯⋯⋯⋯⋯⋯⋯⋯ 15
関節リウマチ
　　32, 33, 37, 38, 130, 131, 195, 197
関節リウマチに伴う足部変形⋯ 88

き

基節骨⋯⋯⋯⋯⋯⋯⋯⋯⋯ 19
起立機構つき車いす⋯⋯⋯ 148
機能性側弯症⋯⋯⋯⋯⋯⋯ 62
機能装具⋯⋯⋯⋯⋯⋯⋯⋯ 202
機能的長下肢装具⋯⋯⋯⋯ 105
義指⋯⋯⋯⋯⋯⋯⋯⋯⋯⋯ 158
義肢⋯⋯⋯⋯⋯⋯⋯ 3, 155, 156
 ，殻構造⋯⋯⋯⋯⋯⋯ 156
 ，骨格構造⋯⋯⋯⋯⋯ 157
義肢装具士⋯⋯⋯⋯⋯⋯⋯ 5
義手⋯⋯⋯⋯⋯⋯⋯⋯⋯⋯ 158
 ，作業用⋯⋯⋯⋯⋯⋯ 159
 ，装飾用⋯⋯⋯⋯⋯⋯ 158
 ，能動⋯⋯⋯⋯⋯⋯⋯ 160
義足⋯⋯⋯⋯⋯⋯⋯⋯⋯⋯ 162
 ，下腿⋯⋯⋯⋯ 167, 172, 175
 ，筋電⋯⋯⋯⋯⋯⋯⋯ 161
 ，大腿⋯⋯⋯⋯ 162, 171, 173
義足のアライメント⋯⋯⋯ 171
脚長差⋯⋯⋯⋯⋯⋯⋯⋯⋯ 91
逆トーマス・ヒール⋯⋯⋯ 96
逆ナックルベンダー⋯⋯⋯ 37
臼蓋形成不全⋯⋯⋯⋯⋯⋯ 77
球状握り⋯⋯⋯⋯⋯⋯⋯⋯ 20
吸着式ソケット⋯⋯⋯⋯⋯ 163

距骨滑車⋯⋯⋯⋯⋯⋯⋯⋯ 69
距腿関節⋯⋯⋯⋯⋯⋯⋯⋯ 69
胸郭出口症候群⋯⋯⋯⋯⋯ 26
胸鎖関節⋯⋯⋯⋯⋯⋯⋯⋯ 14
胸椎⋯⋯⋯⋯⋯⋯⋯⋯⋯⋯ 48
胸腰髄腫瘍⋯⋯⋯⋯⋯⋯⋯ 57
胸腰髄損傷⋯⋯⋯ 57, 188, 189, 190
胸腰椎圧迫骨折⋯⋯⋯⋯⋯ 57
胸腰椎術後⋯⋯⋯⋯⋯⋯⋯ 57
胸腰椎腫瘍⋯⋯⋯⋯⋯⋯⋯ 57
胸腰椎装具⋯⋯⋯⋯⋯⋯⋯ 57
 　硬性モールド式装具⋯ 57
 　ジュエット型装具⋯⋯ 58
 　スタンドラー型装具（硬性
 　　金属枠）⋯⋯⋯⋯⋯ 57
 　テーラー型装具⋯⋯⋯ 58
 　ナイトテーラー型装具⋯ 58
棘上筋腱断裂⋯⋯⋯⋯⋯⋯ 22
金属支柱⋯⋯⋯⋯⋯⋯⋯⋯ 109
金属支柱タイプ膝装具⋯⋯ 80
金属支柱付装具⋯⋯⋯⋯⋯ 53
金属支柱付短下肢装具⋯⋯ 108
金属支柱ターンバックル付膝装具
　　⋯⋯⋯⋯⋯⋯⋯⋯⋯⋯ 80
金属半月⋯⋯⋯⋯⋯⋯⋯⋯ 109
筋萎縮性側索硬化症⋯⋯⋯ 208
筋電義手⋯⋯⋯⋯⋯⋯⋯⋯ 161

く

クッション⋯⋯⋯⋯⋯⋯⋯ 154
 ，空気式⋯⋯⋯⋯⋯⋯ 154
クルビクルバンド⋯⋯⋯⋯ 29
くるぶし支持免荷装具⋯⋯ 124
空気式クッション⋯⋯⋯⋯ 154
釘付きまな板⋯⋯⋯⋯⋯⋯ 45
靴型装具⋯⋯⋯⋯ 94, 197, 211
靴底⋯⋯⋯⋯⋯⋯⋯⋯⋯⋯ 102
車いす⋯⋯⋯⋯⋯ 135, 186, 188
 ，足こぎ⋯⋯⋯⋯⋯⋯ 142
 ，介助用⋯⋯⋯⋯⋯⋯ 142
 ，片手駆動式⋯⋯⋯⋯ 141
 ，簡易型⋯⋯⋯⋯⋯⋯ 142
 ，起立機構つき⋯⋯⋯ 148
 ，軽量⋯⋯⋯⋯⋯⋯⋯ 139

 ，手動⋯⋯⋯⋯⋯⋯⋯ 138
 ，手動リフト式普通型⋯ 141
 ，スクーター型⋯⋯⋯ 147
 ，スポーツ用⋯⋯⋯⋯ 149
 ，前方大車輪型⋯⋯⋯ 141
 ，チェアスキー用⋯⋯ 150
 ，超軽量型⋯⋯⋯⋯⋯ 139
 ，底床型⋯⋯⋯⋯⋯⋯ 139
 ，ティルト式普通型⋯ 140
 ，ティルト式リクライニング
手押し型⋯⋯⋯⋯⋯⋯⋯⋯ 143
 ，手押し型介助用⋯⋯ 142
 ，テニス用⋯⋯⋯⋯⋯ 149
 ，電動⋯⋯⋯⋯⋯⋯⋯ 144
 ，電動ティルト式普通型 146
 ，電動リクライニング式普通
　　型⋯⋯⋯⋯⋯⋯⋯⋯ 146
 ，電動リフト式普通型⋯ 146
 ，バスケットボール用⋯ 149
 ，普通型⋯⋯⋯⋯⋯⋯ 138
 ，普通型電動⋯⋯⋯⋯ 142
 ，モジュラー⋯⋯⋯⋯ 138
 ，横移乗型⋯⋯⋯⋯⋯ 148
 ，リクライニング・ティルト
　　式普通型⋯⋯⋯⋯⋯ 140
 ，リクライニング式手押し型
　　⋯⋯⋯⋯⋯⋯⋯⋯⋯ 143
 ，リクライニング式普通型
　　⋯⋯⋯⋯⋯⋯ 140, 146
 ，レース用⋯⋯⋯⋯⋯ 149
 ，レディメイド⋯⋯⋯ 138
 ，レバー駆動式⋯⋯⋯ 141
 ，6輪型電動⋯⋯⋯⋯ 147

け

ゲイトソリューション⋯⋯ 182
ゲニュアレクサ⋯⋯⋯⋯⋯ 81
ゲルパック⋯⋯⋯⋯⋯⋯⋯ 154
軽度片麻痺⋯⋯⋯⋯⋯⋯⋯ 183
軽量車いす⋯⋯⋯⋯⋯⋯⋯ 139
頸胸椎装具⋯⋯⋯⋯⋯⋯⋯ 52
頸肩腕症候群⋯⋯⋯⋯⋯⋯ 26
頸髄腫瘍⋯⋯⋯⋯⋯⋯⋯⋯ 52
頸髄損傷⋯⋯⋯⋯⋯⋯ 35, 52

索 引

C5 レベル ………… 184
C6 レベル ………… 185
C7 レベル ………… 186
頚椎 ……………… 48
頚椎カラー ………… 56
頚椎骨折 …………… 52
頚椎術後 …………… 52
頚椎腫瘍 …………… 52
頚椎装具 …………… 52
頚椎椎間板ヘルニア … 52
頚部脊柱管狭窄症 …… 52
脛骨 ……………… 66
痙縮 ……………… 116
痙性不全対麻痺 …… 130
痙直型（片麻痺） … 209
月状骨 …………… 19
肩→かた
肩甲骨保持装置 …… 26
肩甲胸郭関節 ……… 14
肩甲上神経麻痺 …… 22
肩甲上腕関節 ……… 14
肩鎖関節 ………… 14, 15
肩鎖関節脱臼 ……… 25
肩鎖関節脱臼用装具 … 25
肩鎖バンド ………… 25
肩峰 ……………… 15
肩峰下関節 ………… 14
懸垂 …………… 163, 168
懸垂装具, トーマス型 … 33

こ

コルセット ……… 201, 217
 , 軟性 ………… 8
 , フレーム ……… 9
固定型歩行器 ……… 133
股関節 …………… 68
股関節疾患術後 …… 75, 76
股装具, S字支柱付 … 75
 , バチェラー型 …… 77
 , ヒップOAサポーター … 76
 , ヒッププロテクター … 76
 , フォンローゼン型 … 77
 , プラスチックモールド … 75
 , ランゲ型 ……… 77

 , リーメンビューゲル型 … 76
 , ローレンツ型 …… 77
 , 腰仙椎装具付 …… 75
股継手 …………… 78
 , ダイヤルロック … 79
 , フィラワー1軸 … 78
 , フィラワー2軸 … 78
 , リングロック …… 79
 , 遊動 …………… 78
股継手付長下肢装具 … 104
交互型歩行器 ……… 134
更生用装具 ………… 7
後骨間神経麻痺 …… 37
後十字靱帯損傷 … 81, 82, 84
高齢者 …………… 131
硬性装具（膝装具）… 81
硬性モールド式装具 … 53
　　胸腰椎装具 …… 57
　　腰仙椎装具 …… 59
硬性長下肢装具 …… 105
鋼線支柱 …………… 109
骨折 ……………… 101
　　脛骨骨幹部 …… 203
　　上腕骨骨幹部 … 202
　　腰椎圧迫 ……… 201
骨格構造義肢 ……… 157
骨盤 ……………… 66
腰用サポーター腰仙椎装具 … 61

さ

サービカルフレームカラー … 54
サイドケイン ……… 129
作業用義手 ………… 159
差し込み式ソケット … 163, 168
鎖骨 ……………… 15
鎖骨骨折 …………… 29
鎖骨固定帯 ………… 29
坐骨結節 …………… 68
坐骨支持長下肢装具 … 121, 122
坐骨支持免荷装具 …… 121
坐骨収納型ソケット … 164
座位保持装置 …… 151, 210
 , シート張り調整型 … 152
 , モールド型 …… 152

 , 平面形状型 …… 151
三角筋断裂 ………… 22
三角筋麻痺 ………… 27
三角骨 …………… 19
三辺形ソケット型 … 125
三輪型歩行器 ……… 133

し

シート張り調整型座位保持装置
 ………………… 152
シャーレ ………… 115
シャルコー足変形 …… 89
シャルコーマリートゥース病 204
シャンク ………… 96
シューホーン ……… 115
ショパール関節 …… 69
シルバーカー ……… 132
ジュエット型装具胸腰椎装具 … 58
ジョイントジャック … 39
ジョイント付きプラスチック短下
　肢装具 ………… 118
ジレット足継手 …… 119
四辺形ソケット …… 164
趾骨 ……………… 66
指伸筋腱断裂 ……… 40
姿勢保持装置 ……… 151
自助具 ………… 42, 184
疾患別装具 ………… 177
膝→ひざ
膝蓋骨 …………… 66
膝蓋骨骨折 ………… 85
膝蓋骨脱臼 ………… 85
膝蓋靱帯炎 ………… 86
膝蓋靱帯保護用装具 … 86
膝関節 …………… 68
膝関節拘縮 ………… 80
尺骨 …………… 16, 18
尺骨神経麻痺 ……… 36
手関節 …………… 18
手関節駆動式把持装具 … 186
手関節固定装具 …… 184
手関節背屈装具 …… 33
手義手 …………… 158
手指関節 ………… 18

索引

手指関節拘縮・変形 36
手指手関節装具 195
手指変形 39
手根管症候群 33
手根骨 18
手動車いす 138
手動リフト式普通型車いす 141
舟状骨 19, 69
重度片麻痺 178, 179
小菱形骨 19
踵骨骨折 124
上肢懸垂用肩関節装具 28
上肢の懸垂 28
上肢装具 13
上肢帯 14
上前腸骨棘 68
上橈尺関節 16
上腕義手 158
上腕骨 16
上腕骨骨幹部骨折 28
上腕骨外側上顆炎 212
神経筋疾患 131
人工関節置換術後 101
人工股関節脱臼後 75, 76
人工膝関節置換術後 85

す

スイスロック膝継手 106
スウェーデン式膝装具 81
スクーター型車いす 147
スタティック・アライメント 171
スタンドラー型装具（硬性金属枠）
　胸腰椎装具 57
ストラップ，T 112
　　　　，Y 112
　　　　，リング 112
スプリングバランサー 185, 208
スプリント，槌指用 40
　　　　，バディー 40
スポーツ用車いす 149
スワンネック変形 37
滑り止め手袋 186

せ

セレクト足継手 120
正中神経麻痺 34, 193
脊髄障害 131
脊髄小脳変性症 206
脊椎 48
仙骨 48
仙腸関節炎 61
仙腸関節症 61
仙腸関節痛 61
仙腸ベルト 61
仙椎装具 61
先天性股関節脱臼 76, 77
全面接触ソケット 163
前十字靱帯損傷 81, 84, 214
前方大車輪型車いす 141
前腕義手 158
前腕骨 16
前腕支持杖 130
前腕部回外位保持 28

そ

ソケット 163, 168
　, KBM (Kondylen Bettung Munster) 168
　, PTB (Patella Tendon Bearing) 168
　, PTS (Prothese Tibiale Supracondylienne) 168
　, TSB (Total Surface Bearing) 168
　, 吸着式 163
　, 差し込み式 163, 168
　, 坐骨収納型 164
　, 四辺形 164
　, 全面接触 163
　, ライナーを用いた 163
ソックスエイド 44
装具 2
装具の給付 11
装具の材料 8
装具の処方 5
装具の分類 7
装具の目的 4
装具療法 4
装飾用義手 158
総腓骨神経麻痺 194
足関節 69
足関節装具 216
足関節捻挫・靱帯損傷 216
足関節部骨折 122, 123
足関節変形 114
足根骨 66
足趾関節 69
足趾変形 102
足底装具 10, 200
足板 97
足部壊疽 211
足部変形の矯正 99
側方つまみ 20
側弯症, 機能性 62
　　　, 突発性 62
側弯症の分類 62
側弯症の定義 62
側弯の計測 62

た

ターンテーブル 165
ターンバックル型カラー 55
ターンバックル機構継手付肘装具 30
タウメル継手付肘装具 30
タマラック足継手 119
ダーメンコルセット 60
ダイナミック・アライメント 173
ダイナミックスプリント 192
ダイナミック肘装具 31
ダイヤルロック股継手 79
ダイヤルロック継手付肘装具 30
ダイヤルロック膝継手 106
多点杖 129
足袋型靴 101
体幹装具 47
　　　, リュックサック型 59
体幹装具の種類 51
体幹装具の役割 48
体幹装具の目的 50

索引

対立装具…………………… 34, 193
大結節……………………………… 15
大腿遠位半月……………………… 103
大腿義足………… 162, 171, 173
大腿近位半月……………………… 103
大腿骨……………………………… 66
大腿骨骨折…………… 121, 122
大腿骨頭壊死………… 121, 122
大転子……………………………… 68
大菱形骨…………………………… 19
台付き爪切り……………………… 45
縦アーチ低下……………………… 87
短下肢装具…… 71, 190, 108, 209
　　　，金属支柱付………… 108
　　　，入浴用………………… 115
　　　，プラスチック… 9, 115, 181
　　　，湯之児式……………… 116
　　　，両側…………………… 204
　　　，両側金属支柱付靴型… 179
短下肢装具（PTB免荷）New York
　University Medical Center型
　　　…………………………… 123
　　　足継手付き……………… 123
　　　あぶみ型………………… 122
短靴……………………………… 100
短対立装具，モールド型……… 34
　　　，ランチョ型…………… 34
短断端用下腿義足……………… 170

ち

チェアスキー用車いす………… 150
チャッカ靴……………………… 100
治療用装具………………………… 7
恥骨……………………………… 68
恥骨結合解離…………………… 61
中手骨…………………………… 19
中節骨…………………………… 19
中足骨…………………………… 66
中等度片麻痺………… 181, 182
虫様筋カフ……………………… 36
肘→ひじ
肘関節…………………………… 16
　　　骨折…………… 30, 31
肘関節靱帯……………………… 17

肘関節伸展位保持……………… 28
肘関節用サポーター…………… 32
長靴……………………………… 100
長下肢装具… 10, 71, 103, 189, 205
　　　，O脚矯正用…………… 105
　　　，X脚矯正用…………… 105
　　　，片側支柱付…………… 104
　　　，機能的………………… 105
　　　，股継手付……………… 104
　　　，硬性…………………… 105
　　　，両側金属支柱付靴型… 178
　　　，両側支柱付…………… 103
長対立装具，ランチョ型……… 34
超軽量型車いす………………… 139
腸骨稜…………………………… 68

つ

椎骨……………………………… 48
椎体炎…………………………… 52
杖……………………………… 128
槌趾……………………………… 93
槌指……………………………… 40
槌指用スプリント……………… 40
筒状握り………………………… 20
強い握り………………………… 20

て

ティルト式普通型車いす……… 140
ティルト式リクライニング手押し
　型車いす……………………… 143
テーラー型装具（胸腰椎装具）… 58
テキサスシューホーン………… 116
テニス肘………………………… 32
テニス肘バンド………………… 32
テニス用車いす………………… 149
デニスブラウン型……………… 99
デュークシンプソン膝装具…… 85
手→しゅ
手押し型介助用車いす………… 142
手義手…………………………… 158
手漕ぎ式三輪自転車…………… 150
底床型車いす…………………… 139
転移性骨腫瘍…………………… 217

電動車いす……………………… 144
電動ティルト式普通型車いす… 146
電動リクライニング式普通型車い
　す……………………………… 146
電動リフト式普通型車いす…… 146

と

トーマスヒール………………… 96
トーマス型懸垂装具…………… 33
トムライゼン型足装具………… 91
橈骨………………………… 16, 18
橈骨神経麻痺………… 33, 34, 192
橈骨手根関節…………………… 19
糖尿病………………………… 211
糖尿病足………………………… 94
突発性側弯症…………………… 62

な

ナイト型腰仙椎装具…………… 60
ナイトテーラー型装具 ………… 58
ナックルベンダー……………… 36
　　　，逆……………………… 37
　　　，指逆…………………… 38
　　　，指小型………………… 37
奈良医大式肩外転装具………… 22
内果……………………………… 69
内側側副靱帯損傷… 80, 81, 83, 213
内旋位固定肩関節脱臼用装具… 24
内反尖足………………………… 108
内反足……………………… 99, 100
内反足装具……………………… 99
軟性コルセット………………… 8
軟性装具（膝装具）…………… 82
　　　ACL損傷用……………… 82
　　　LCL損傷用……………… 83
　　　MCL損傷用……………… 83
　　　PCL損傷用……………… 82
　　　アウトリガー付ダイヤルロッ
　　　ク支柱…………………… 84
　　　コロピタ支柱 …………… 84
　　　膝蓋靱帯炎など用 ……… 83
　　　ダーメンコルセット（腰仙椎
　　　装具）…………………… 60

ダイヤルロック支柱……… 84
フリー支柱……………… 83

に

ニースプリント膝装具……… 85
ニコラスアンドリー……………… 2
二分脊椎………………… 118
二輪型歩行器…………… 133
入浴用短下肢装具………… 115

の

能動義手………………… 160
脳障害…………………… 131
脳性麻痺……………… 108, 118
脳性麻痺児………………… 78
脳性麻痺による内転筋痙縮…… 75
脳卒中片麻痺……………… 27
脳卒中と下肢装具………… 72

は

ハトメ…………………… 110
ハローベスト……………… 52
ハンマートウ……………… 89
ハンマートウ用足装具……… 93
バードチェア……………… 153
バギー…………………… 144
バスケットボール用車いす… 149
バチェラー型股装具………… 77
バックル………………… 110
バディースプリント………… 40
パテラバンド膝装具………… 85
パランボ膝装具…………… 85
把持装具…………… 35, 185
　，RIC 型………………… 35
　，エンゲン型……………… 35
　，手関節駆動式………… 186
　，ランチョ型……………… 35
廃用症候群……………… 131
反張膝……………… 81, 108
半長靴…………………… 100
万能カフ………………… 186
ヒップ OA サポーター股装具… 76

ヒッププロテクター股装具…… 76
ひっかけ握り……………… 20
腓骨……………………… 66
尾骨……………………… 68
美錠……………………… 110
膝当て…………………… 103
膝関節…………………… 68
膝関節拘縮………………… 80
膝装具………… 80, 199, 213, 214
　，CB ブレース…………… 82
　，Donjoy Brace ………… 81
　，オスグッドシュラッターバンド……………………… 86
　，金属支柱ターンバックル付……………………… 80
　，金属支柱タイプ………… 80
　，膝蓋靱帯保護用装具…… 86
　，スウェーデン式………… 81
　，デュークシンプソン…… 85
　，軟性装具……………… 82
　，ニースプリント………… 85
　，パテラバンド…………… 85
　，パランボ………………… 85
　，プラスチックジョイントタイプ……………………… 80
　，レーマン……………… 81
膝継手………… 103, 106, 165
　，3WAY ジョイント … 106
　，オフセット式………… 107
　，スイスロック………… 107
　，ダイヤルロック……… 106
　，リングロック………… 106
膝不安定症………… 80, 83
膝複合損傷……………… 84
肘関節…………………… 16
　骨折……………… 30, 31
肘関節靱帯………………… 17
肘関節伸展位保持………… 28
肘関節用サポーター……… 32
肘固定用装具……………… 31
肘装具……………… 30, 212
　，ターンバックル機構継手付……………………… 30
　，ダイナミック…………… 31
　，ダイヤルロック継手付… 30

　，タウメル継手付………… 30
　，両側支柱付き…………… 30
肘の解剖と機能…………… 16

ふ

フィラデルフィアカラー…… 55
フィラワー 1 軸股継手……… 78
フィラワー 2 軸股継手……… 78
フェルト………………… 109
フォンローゼン型股装具…… 77
フレアヒール……………… 95
フレームコルセット………… 9
プラスチック短下肢装具
　………………… 9, 115, 181
　，ジョイント付き……… 118
プラスチックジョイントタイプ膝装具………………… 80
プラスチックモールド股装具… 75
プラットホーム杖………… 130
プローンキーパー………… 153
ふまずしん……………… 96
普通型車いす…………… 138
普通型電動車いす……… 142

へ

ヘミスパイラル………… 116
ベタマジック…………… 110
ベンチ・アライメント…… 171
ペルテス病用免荷装具…… 124
ペルテス病………… 124, 125
平面形状座位保持装置…… 151
片側支柱………………… 109
片側支柱付長下肢装具…… 104
変形性関節症…………… 128
変形性股関節症………… 101
変形性膝関節症
　………… 82, 83, 84, 85, 92, 199, 200
変形性足関節症………… 102
扁平足……………… 91, 94

ほ

ホールディングブレース…… 64

ボストン型装具 …………… 64
ボタンエイド ……………… 44
ボタンホール変形 ………… 38
ポリオ後遺症 ……………… 205
ポリネックカラーソフト …… 56
ポリネックカラーハード …… 56
歩行器 ……………… 131, 206
 ，交互型 ……………… 134
 ，固定型 ……………… 133
 ，二輪型 ……………… 133
 ，三輪型 ……………… 133
 ，四輪型 ……………… 132
 ，六輪型 ……………… 131
歩行補助具 ………………… 127
補高 ………………… 91, 101
補装具 ……………………… 4
補装具分類 ………………… 7
母指 CM 関節 ……………… 18
母指 MP 関節 ……………… 18
母指 IP 関節 ……………… 18

ま

巻革 ………………………… 109
末梢神経障害 ……………… 192
末節骨 ……………………… 19
松葉杖 ……………………… 129

み

ミルウォーキー型装具 …… 63

め

メタタルザルサポート ……… 91
メディアルウェッジ（内側くさび）
 ……………………………… 92
免荷装具 …………………… 121
 ，PTB（Patellar Tendon
  Bearing）………………… 122
 ，くるぶし支持 ………… 124
 ，坐骨支持 ……………… 121
 ，ペルテス病用 ………… 124

も

モートン病 ………………… 94
モールド型座位保持装置 …… 152
モールド型短対立装具 ……… 34
モジュラー車いす ………… 138

ゆ

湯之児式短下肢装具 ……… 116
有鉤骨 ……………………… 19
有頭骨 ……………………… 19
遊動股継手 ………………… 78
指 PIP 関節の屈曲拘縮 …… 39
指関節の屈曲拘縮 ………… 39
指尖つまみ ………………… 20
指腹つまみ ………………… 20
指用逆ナックルベンダー …… 38
指用小型ナックルベンダー … 37

よ

腰髄腫瘍 …………………… 59
腰髄損傷 …………………… 59
腰仙椎装具 ………………… 59
 ，ウィリアム型 ………… 60
 ，硬性モールド式装具 …… 59
 ，腰用サポーター ……… 61
 ，ナイト型 ……………… 60
 ，軟性装具 ……………… 60
腰仙椎装具付股装具 ……… 75
腰椎 ………………………… 48
腰椎圧迫骨折 ……………… 59
腰椎腫瘍 …………………… 59
腰椎術後 …………………… 59
腰椎すべり症 ……………… 59
腰椎椎間板ヘルニア …… 57, 59
腰椎分離症 ………………… 59
腰部脊柱管狭窄症 …… 57, 59
横アーチ低下 ……………… 87
横移乗型車いす …………… 148
四輪型歩行器 ……………… 132

ら

ライナー …………………… 168
ライナーを用いたソケット … 163
ラテラルウェッジ（外側くさび）92
ランゲ型足装具 …………… 91
ランゲ型股装具 …………… 77
ランチョ型短対立装具 …… 34
ランチョ型長対立装具 …… 34
ランチョ型把持装具 ……… 35

り

リーチャー ………………… 43
リーメンビューゲル型股装具 … 76
リウマチによる足趾変形 …… 94
リクライニング・ティルト式普通
 型車いす ………………… 140
リクライニング式手押し型車いす
 ……………………………… 143
リクライニング式普通型車いす
 ……………………… 140, 146
リスフラン関節 …………… 69
リュックサック型体幹装具 … 59
リングストラップ ………… 112
リングスプリント ………… 39
リングロック膝継手 ……… 106
リングロック股継手 ……… 79
立位保持装置 ……………… 153
両側短下肢装具 …………… 204
両側支柱 …………………… 109
両側支柱付き肘装具 ……… 30
両側支柱付長下肢装具 …… 103
両側金属支柱付靴型短下肢装具 179
両側金属支柱付靴型長下肢装具 178

れ

レース用車いす …………… 149
レーマン膝装具 …………… 81
レディメイド車いす ……… 138
レバー駆動式車いす ……… 141

ろ

ローレンツ型股装具…………… 77
ロッカーソール靴…………… 102
ロフストランド・クラッチ… 130
肋鎖関節……………………… 14
六輪型電動車いす…………… 147
六輪型歩行器………………… 131

わ

ワイヤー型カラー…………… 56
ワイヤースプリント………… 38
腕尺関節……………………… 16
腕神経叢麻痺………………… 22
腕頭関節……………………… 16

外国語索引

AFO ············· 71	key pinch ············· 20	quadrilateral socket ········· 164
arm sling ············· 27	LLB (long leg brace) ······ 103	RAPS (Remodeled Adjustable Posterior Strut) ·········· 113
body powered upper limb prosthesis ············· 160	Lofstrand クラッチ ········· 130	
	MAS (Marlo Anatomical Socket) ············· 164	RIC 型把持装具············· 35
Buddy sprint ············· 40		SACH (solid ankle cushion heel) ············· 95, 166
CB ブレース ············· 82	MP 関節 ············ 18, 69	
cosmetic upper limb prosthesis ············· 158	MP 関節屈曲位 ············· 20	Saga plastic AFO ············· 118
	MP 関節伸展位 ············· 20	side pinch ············· 20
cylindrical grip ············· 20	Nicolas Andry ············· 2	Snyder sling ············· 124
DIP 関節············· 18	orthosis ············· 2	socket ············· 163
DIP 関節過屈曲············· 37	O 脚 ············· 92	SOMI 装具 ············· 53
DIP 関節過伸展············· 38	O 脚矯正用長下肢装具 ········ 105	spherical grip ············· 20
Donjoy Brace ············· 81	PDC ············· 120	S 型支柱 ············· 109
energy-storing prosthetic feet (ESPF) ············· 166	PIP 関節 ············· 18	S 字支柱付股装具 ············· 75
	PIP 関節過屈曲 ············· 38	tip pinch ············· 20
functional brace ············· 28	PIP 関節過伸展 ············· 37	total contact socket ········· 163
Gait Solution (GS) ········ 114	plug fit socket ············· 163	trans-femoral prosthesis ····· 162
H・A・S ············· 78	Pogo-stick brace ············· 125	trans-tibial prosthesis ········ 167
HFG (Hiflex Foot Gear) ファイナー ············· 117	power grip ············· 20	TSB (Total Surface Bearing) ソケット ············· 168
	prosthesis ············· 3	
hook grip ············· 20	PTB (Patellar Tendon Bearing) ソケット ············· 168	T 字杖············· 128
IRC socket (Ischial-Ramal Containment socket) ······ 164		T ストラップ ············· 112
	PTB 免荷装具 ············· 122	work arm prosthesis ········ 159
KAFO (knee ankle foot orthosis) ············· 71, 103	PTB 装具 ············· 203	X 脚············· 92
	PTS (Prothese Tibiale Supracondylienne) ソケット 168	X 脚矯正用長下肢装具········· 105
KBM (Kondylen Bettung Munster) ソケット ········ 168		Y ストラップ············· 112
	pulp pinch ············· 20	

編集者略歴

久保　俊一　（くぼ　としかず）

1978 年	京都府立医科大学卒業
1983 年	米国ハーバード大学留学
1993 年	仏国サンテチエンヌ大学留学
2002 年	京都府立医科大学整形外科学教授
2003 年	厚生労働省特発性大腿骨頭壊死症研究班主任研究者（班長）
2012 年	日本整形外科学会学術総会会長
2014 年	京都府立医科大学リハビリテーション医学教授（兼任）
2015 年	京都府立医科大学副学長（兼任）
2016 年	日本リハビリテーション医学会学術集会会長

学術活動その他：
日本リハビリテーション医学会理事・監事
日本股関節学会理事長
日本整形外科学会理事
日本リウマチ学会理事
日本整形外科スポーツ医学会理事
日本関節病学会理事
日本軟骨代謝学会理事
日本創外固定・骨延長学会常任幹事
など

田島　文博　（たじま　ふみひろ）

1984 年	産業医科大学医学部医学科卒業
1990 年	産業医科大学大学院博士課程卒業
1992 年	ニューヨーク州立大学バッファロー校
2000 年	浜松医科大学医学部附属病院リハビリテーション部助教授
2003 年	和歌山県立医科大学リハビリテーション科教授
2008 年	和歌山県立医科大学スポーツ・温泉医学研究所所長（併任）
2009 年	文部科学省先端科学研究所指定　和歌山県立医科大学げんき開発研究所所長（併任）
2014 年	文部科学省認定　障害者スポーツ医科学研究拠点
	和歌山県立医科大学附属病院副院長（地域医療・経営担当）
	和歌山県立医科大学みらい医療推進センターセンター長（併任）

学術活動その他：
第 70 回日本体力医学会会長
第 46 回日本脊髄障害医学会会長
日本リハビリテーション医学会理事・監事
日本障害者スポーツ学会常任理事
日本アンチドーピング機構パネリスト
財団法人日本障害者スポーツ連盟医学委員会副委員長
財団法人日本障害者スポーツ連盟メディカルチェック委員会委員長
など

イラストと写真でわかる 実践装具療法 —装具の選択と疾患別使用例—

2015 年 11 月 10 日　第 1 版第 1 刷 ©

編　集	久保　俊一	KUBO, Toshikazu
	田島　文博	TAJIMA, Fumihiro
発行者	宇山閑文	
発行所	株式会社金芳堂	
	〒 606-8425 京都市左京区鹿ヶ谷西寺ノ前町 34 番地	
	振替　01030-1-15605	
	電話　075-751-1111(代)	
	http://www.kinpodo-pub.co.jp/	
組　版	HATA	
印　刷	株式会社サンエムカラー	
製　本	新日本製本株式会社	

落丁・乱丁本は直接小社へお送りください．お取替え致します．

Printed in Japan
ISBN978-4-7653-1657-6

JCOPY ＜(社)出版者著作権管理機構　委託出版物＞

本書の無断複写は著作権法上での例外を除き禁じられています．複写される場合は，そのつど事前に，(社)出版者著作権管理機構(電話 03-3513-6969，FAX 03-3513-6979, e-mail : info@jcopy.or.jp)の許諾を得てください．

●本書のコピー，スキャン，デジタル化等の無断複製は著作権法上での例外を除き禁じられています．本書を代行業者等の第三者に依頼してスキャンやデジタル化することは，たとえ個人や家庭内の利用でも著作権法違反です．